U0295547

重大疾病数据产品

数据产品

1000条

郜恒骏　**主编**

1000 Entries
About Major Disease Data Products

上海交通大学出版社
SHANGHAI JIAO TONG UNIVERSITY PRESS

内容提要

本书以词条释义的形式系统介绍了新质生产力、数据产品的基本概念,以及重大疾病数据产品的概念、分类、分型、流通、交易、应用、资产管理、资本运作及实际操作等多维度的知识内容。书中通过专业的逻辑框架将这些知识点有序编排,使得内容既全面又易于理解。本书旨在科普重大疾病数据产品领域的基础知识,不仅适合具有一定专业背景的生命科学、生物医药基础、临床研究、转化医学、健康领域的研究人员及相关创业者作为参考用书,也适宜上述相关领域的研究生和高年级本科生作为学习资料和科普读物,帮助他们迅速掌握重大疾病数据产品的核心知识与技术。

图书在版编目(CIP)数据

重大疾病数据产品 1000 条 / 郜恒骏主编. -- 上海 : 上海交通大学出版社, 2024. 11 -- ISBN 978 - 7 - 313 - 31857 - 2

Ⅰ. R441

中国国家版本馆 CIP 数据核字第 202407KL97 号

重大疾病数据产品 1000 条

ZHONGDA JIBING SHUJU CHANPIN 1000TIAO

主　　编:	郜恒骏				
出版发行:	上海交通大学出版社		地　　址:	上海市番禺路 951 号	
邮政编码:	200030		电　　话:	021 - 64071208	
印　　制:	上海颛辉印刷厂有限公司		经　　销:	全国新华书店	
开　　本:	787 mm×1092 mm　1/16		印　　张:	11.75	
字　　数:	203 千字				
版　　次:	2024 年 11 月第 1 版		印　　次:	2024 年 11 月第 1 次印刷	
书　　号:	ISBN 978 - 7 - 313 - 31857 - 2				
定　　价:	98.00 元				

编委会

主 编

郜恒骏 （中国抗癌协会产学研转化专业委员会主任委员，上海数据交易所重大疾
病数据行业创新中心主任，生物芯片上海国家工程研究中心主任）

编 委

（按姓氏拼音排序）

樊银章 （上海数据交易所重大疾病数据行业创新中心项目总监）

黄　辉 （复旦大学计算机科学技术学院助理研究员）

黄　岩 （上海国创科技产业创新发展中心理事长）

李华林 （上海数据交易所重大疾病数据行业创新中心医学总监）

罗春旭 （复芯数字医学合作研究中心执行主任）

马立鹏 （复旦大学计算机科学技术学院助理研究员）

马嫣然 （上海数据交易所重大疾病数据行业创新中心副主任）

盛海辉 （上海数据交易所重大疾病数据行业创新中心重大疾病总监）

王伟业 （上海交通大学医学院附属新华医院教授、生物样本库主任，中国医药
生物技术协会组织生物样本库分会数据工作组组长）

熊海旭　（复旦大学计算机科学技术学院助理研究员）

熊　赟　（复旦大学计算机科学技术学院教授，上海市数据科学重点实验室副
　　　　　主任）

徐彦尧　（上海数据交易所副总经理）

杨卫东　（复旦大学计算机科学技术学院教授、航空航天大数据研究中心主任）

叶雅珍　（上海市数据科学重点实验室数据资产研究室主任，复旦大学数据产
　　　　　业研究中心主任助理）

张可浩　（上海数据交易所重大疾病数据行业创新中心生物样本总监）

张立华　（复旦大学元宇宙智慧医疗研究所所长，特聘教授、博士生导师）

朱春荣　（上海数据交易所重大疾病数据行业创新中心副主任）

朱智东　（上海数据交易所重大疾病数据行业创新中心生物信息总监）

序

　　长期以来，我国在基础医学、临床医学与转化医学研究方面投入了大量经费，取得了长足进步：发表文章的数量位居国际前列，包括大量 SCI 收录论文，并积累了海量的分子医学数据，同时获得了众多的分子医学研究成果奖；具有潜在应用价值的分子标志物与药物靶点层出不穷；作为研究重要基础资源的高标准生物样本库的建设也得到政府前所未有的重视，在特定领域内生物样本的质量和多样性已达到国际领先水平；然而，真正将"样本"转化为"产品"与"临床应用"，解决临床诊疗问题的成果却寥寥无几。大量研究数据与成果尚未得到有效利用，要实现从"样本"到"产品"的转化历程艰辛、漫长且成功率相对较低。

　　2022 年 12 月 19 日，中共中央、国务院发布的《关于构建数据基础制度更好发挥数据要素作用的意见》（以下简称《数据二十条》）明确指出，要建立数据资源持有权、数据加工使用权、数据产品经营权等分置的产权运行机制，推进数据分类分级确权授权使用。2023 年 10 月 25 日上午，国家数据局在北京正式挂牌成立，标志着政府正式启动了数据资源的整合共享与开发利用工作，旨在全面赋能经济社会发展。国家数据局表示，将数据作为新型的生产要素，是我国首次提出的重大理论创新，是价值创造的重要源泉；构建以数据为关键要素的数字经济，是释放数据价值的关键动力。当前新质生产力时代最重要的任务是快速推进数据资源的产品化、流通与交易的价值化及数据的资产化与资本化进程。

　　今年 5 月 18 日，我国首个重大疾病数据行业创新中心在上海数据交易所隆重揭牌启动。该中心积极响应国家关于新质生产力的号召，以及《"数据要素×"三年行动计划(2024—2026 年)》的部署,搭建起数据供方与需方之间沟通交流与合作的桥梁。它创新性地探索并赋能医疗健康领域数据的合规流通与交易,旨在支持重大疾病及分子医学数据产品的不断创新与可持续发展。

生物样本库(Biobank)又称为"生物银行",当前面临的挑战是,样本与数据在"银行"里封闭保存,其使用受到严格的伦理和法律限制,这导致基础研究和临床研究成果与企业需求之间存在一定隔阂。"数据产品"概念的提出,如同建立了一个数据产品交易平台,使得基础研究与临床研究机构以及生物医药企业均可将其研究、开发的数据转化为可交易的数据产品,并展示在交易平台上。这些多样化的数据产品吸引了大量的平台用户,基础、临床及企业研究者均可成为会员,利用这个平台进行交流与交易。政府则通过搭建"数据交易所及数据行业创新中心",促进数据产品提供方与需求方之间的沟通、交流与交易,高效促进转化。转化医学的春天与生物样本工程科学:数字化整合从"样本"到"健康"的崭新时代已经来临。

开创性的事业必然伴随创新性的内容,对于新兴的生物医学数据产品与重大疾病研究领域的很多新名词,学界尚不完全了解。本书系统总结了新质生产力、数据产品及重大疾病领域的基本概念、分类、分型、应用及操作等知识,编者大多是该领域专家。对于从事健康、医疗、医药及生物技术等基础和临床研究的学者,本书是一本快速了解相关数据产品知识的优秀参考书和科普读物。

中国工程院院士

美国医学科学院外籍院士

法国医学科学院外籍院士

2024 年 8 月 18 日

前言

随着新发展理念的深入人心,数据的基础资源作用和创新引擎作用日益凸显。本书遵循数字经济发展的内在规律,以推动数据要素在生物医学研究中的高水平应用为主线,旨在促进数据要素的高质量供给与合规高效流通,培育新产业、新模式、新动能,充分实现数据要素价值,为推动生物医学领域的高质量发展、推进中国式现代化提供有力支撑。

2023 年 12 月 31 日,为深入贯彻党的二十大和中央经济工作会议精神,落实中共中央、国务院发布的《关于构建数据基础制度更好发挥数据要素作用的意见》要求,充分发挥数据要素的乘数效应,赋能经济社会发展,国家数据局会同 16 个部门制定了《"数据要素×"三年行动计划(2024—2026 年)》。该计划旨在利用数据要素的价值递增、高效低成本复用等特点,优化资源配置,赋能实体经济,推动新质生产力的发展,引领生产生活、经济发展和社会治理方式的深刻变革,对推动高质量发展具有重要意义。

2024 年的政府工作报告提出,要大力推进现代产业化体系建设,加快发展新质生产力,深入推进数字经济创新发展;制定支持数字经济高质量发展策略,积极推进数字产业化、产业数字化,促进数字技术和实体经济深度融合;深化大数据、人工智能等研发应用,开展"人工智能+"行动,打造具有国际竞争力的数字产业集群;健全数据基础制度,大力推动数据开发开放和流通使用。

随着国家数据局、上海数据交易所的相继成立,上海芯超数据科技有限公司(简称"芯超数据")作为上海数据交易所国内首个"重大疾病数据行业创新中心"应运而生。

芯超数据将秉持一切以人民健康为中心的原则,加强高质量研究数据流通、共享与数据产品交易价值化,特别是致力于实现重大疾病预测预防、早筛早诊与个性化治疗的高质量研究数据的转化与产业化。以医疗健康大数据为驱动、聚焦重大疾病的科学防治是今后芯超数据的业务定位与发展方向。

为帮助广大医药卫生、健康保健及相关行业人士快速了解"基于重大疾病的医疗数据产品",我们特编写《重大疾病数据产品 1000 条》一书。

本书引用了一些作者的论述及研究成果,在此向他们表示衷心的感谢。

由于时间有限,书中难免有疏漏、错谬或值得商榷之处,敬请读者批评指正。

编者

2024 年 8 月 18 日于上海

目 录

一 数据基础与交易

（一）新质生产力和数据基本概念

1. **新质生产力（New Quality Productive Forces）**：是指在创新驱动下,特别是在大数据和人工智能技术的深度融合与精准应用的推动下,全面超越传统经济增长模式和生产力发展路径,通过深度挖掘与高效利用数据资源,展现出高科技、高效能、高质量特性的先进生产力形态。它不仅体现了以数据为核心资源的新时代经济特征,更是推动经济社会数字化转型与实现高质量发展的关键驱动力之一,对数据交易市场的繁荣与发展起到了积极的促进作用。

2. **科技创新（Innovation in Science and Technology）**：是新质生产力的核心驱动力。它不仅涉及技术革新,更是推动经济社会全方位进步的关键力量。通过持续引入前沿新技术、创新工艺与高效设备,科技创新不仅颠覆了传统的生产方式和商业模式,还促进了产业生态体系的优化与升级,极大地提升了生产过程的自动化与智能化水平,加速了产业结构的转型与升级,为经济社会的可持续发展注入了强大动力。

3. **制度创新（Institutional Innovation）**：是新质生产力稳健发展与持续创新的重要保障。它聚焦于经济社会发展中生产关系的优化与调整,旨在通过深入而系统的改革,完善并创新现有的制度体系,以有效打破束缚生产力发展的体制机制障碍,充分激发市场活力,为生产力的提升提供源源不断的动力。同时,制度创新还致力于营造一个更加开放、包容且充满活力的外部环境,为各类创新活动提供肥沃的土壤,促进经济社会全面进步。

4. **管理创新(Management Innovation)**：是新质生产力的关键组成部分。它通过有效整合并创新先进的管理理念和方法,对传统管理模式进行根本性革新,进而构建起与新时代发展需求高度契合、有效支撑新质生产力发展的现代化管理体系。这种创新旨在提高组织效率和效能,通过优化资源配置策略、强化流程管理机制、促进团队协作效能等手段,以更加科学、精准、高效的方式组织和管理生产活动,为新质生产力的持续、高效释放提供坚实保障。

5. **新质生产力的四个特征(Four Characteristics of New Quality Productive Forces)**：高度信息化、创新驱动、绿色发展、全球协同。

6. **新质生产力的三大支柱(Three Pillars of New Quality Productive Forces)**：教育、科技、人才。

7. **新质生产力的两大超越(Dual Transcendence of New Quality Productive Forces)**：在生产力持续演进的过程中,新质生产力实现了对传统经济增长模式的根本性超越以及对传统生产力发展路径的创新性构建。这两大超越不仅标志着经济增长方式的深刻变革,而且推动了生产力发展路径的全面升级与优化,从而引领生产力向更高层次、更宽领域迈进。

8. **新质生产力的六大方向(Six Directions of New Quality Productive Forces)**：是推动其持续发展的关键。这些方向涵盖了创新驱动发展、产业结构优化升级、人才培养和引进、深化改革扩大开放、区域协调发展以及生态文明建设等多个方面。

9. **发展新质生产力的三大着力点(Three Focal Points of New Quality Productive Forces)**：技术创新、产业发展、人才培养。

10. **发展数字经济(Develop the Digital Economy)**：是指加速并深化数字经济与实体经济的深度融合,通过技术创新和模式创新,推动传统产业实现数字化转型,同时积极培育和发展具有创新性和引领性的新兴数字产业,以构建具有全球竞争力和影响力的数字产业集群,为经济社会的高质量发展注入更加持久和强劲的动力。

11. **数字产业化(Digital Industrialization)**：是指将数字技术的研发与应用作为产业转型升级的核心驱动力,推动包括芯片技术、人工智能技术、大数据分析与处理、云计算服务、区块链技术等在内的数字要素的开发与交易,并加速构建全国一体化算力网络体系,促进数字技术与实体经济的深度融合,从而培育一批具有自主知识产权和核心竞争力的数字产业集群,最终推动经济结构的全面优化升级和经济社会的高质量发展。

12. **产业数字化(Industry Digitalization)**：是一个全面而深远的变革过程,它深刻地触及并重塑了传统产业模式,通过显著提升供应链的协同效率、推动产业链的价值重构,以及依托工业互联网的广泛应用来实现智慧工厂的升级。通过集成应用大数据、云计算、物联网、人工智能等前沿数字技术,产业数字化不仅促进了生产方式的根本性变革,还推动了产品服务的个性化、定制化发展,加速了传统产业的转型升级,为经济社会的可持续发展注入了前所未有的新活力与强大动能。

13. **"人工智能+"行动(Artificial Intelligence Plus Initiative)**：作为一项前沿且极具战略意义的举措,正以惊人的速度深入渗透到经济社会各领域,重塑着我们的经济社会结构。该行动的核心聚焦于加速人工智能技术与经济社会各领域的深度融合,通过技术的深度赋能,为传统行业注入智能化转型的强劲动力,引领其迈向更加高效、智能、个性化的未来发展路径。这一过程不仅促进了生产力的显著提升,还催生了新兴业态与商业模式,为经济社会的可持续发展奠定了坚实基础。

14. **"数据要素×"行动("Data Elements×" Action)**：即《"数据要素×"三年行动计划(2024—2026 年)》,是由国家数据局等 17 个部门联合印发的一项重要行动计划,旨在发挥数据要素的放大、叠加、倍增作用,推动经济社会高质量发展。

15. **数据(Data)**：作为信息的核心载体,它以电子、光学或其他先进物理形式被精准记录、高效存储、智能处理与广泛传输。在日新月异的计算机科学领域,数据占据着举足轻重的地位,不仅是计算机程序不可或缺的处理对象,更是构建现代信息系统、驱动数字化转型与智能化升级不可或缺的基石。其包括结构化数据、非结构化数据和半结构化数据,是所有机器学习和人工智能项目的最基本要素。

16. **数据集(Dataset)**：也被称为资料集、数据集合或资料集合,是由数据元素以一定结构和形式组成的集合。在不同领域和背景下,数据集的具体构成、规模、格式和用途可能有所不同,但总体上,它都是为满足特定分析、建模或业务活动提供必要的数据支持。

17. **数据信息服务(Data Information Service)**：是以数据资源库为基础,通过一系列技术手段和业务流程,为客户提供满足其特定需求的信息类服务。这种服务不仅涉及数据的收集、整理、存储,还包括数据的分析、挖掘、可视化以及基于数据的决策支持等多个方面。

18. **数据应用(Data Application)**：是一个涵盖广泛的技术实践活动,它涉及将原始数据通过清洗、处理、分析等一系列过程转化为有价值的信息和知识。这一过程的结果是通过并发特定的应用程序,利用统一的用户界面,向用户提供基于丰富数据资源和先进模型的数据服务或产品。这些服务或产品往往部署于多种数据终端或平台,如 Wind 数据库等,以便用户能够便捷地访问、分析和充分利用这些数据资源。

19. **数据本身的价值(Intrinsic Value of Data)**:数据本身的价值是多方面的,涵盖了科学价值、社会价值、环境价值和经济价值等多个维度。

20. **数据的独特性质(Unique Attributes of Data)**:体现在其生产、使用、保护及价值变化等多个方面,具体包括多主体生产、多场景复用、敏感信息多以及减损贬值快等特点。

21. **多主体生产特性(Multi-Stakeholder Production Traits)**:在数据领域尤为显著,主要体现在以下几个方面。首先,数据通常源自多个来源和生成者,这导致数据的确权过程变得复杂且困难,特别是在明确界定各主体对数据权属的界限时;其次,数据的生成过程因涉及多个主体的参与和互动而显得尤为复杂,每个主体都在数据的收集、处理、分析等环节中发挥着不同的作用;最后,多方主体的协作不仅要求各方投入各自的资源和技术,还需要在贡献的评估、利益的分配等方面达成共识,以确保数据生产的顺利进行和成果的公平共享。

22. **多场景复用特性(Multi-Scenario Reusability Traits)**:是数据价值的重要体现之一,它指的是数据能够被不同主体在不同场景下以多种方式同时利用。这种特性不仅体现了数据使用的非排他性,即多个用户可以同时访问和使用同一数据而不会相互干扰,还使得数据的权力主张变得复杂,因为数据的价值往往在于其被广泛共享和使用的程度,而非单一主体的独占。此外,这种多场景复用性还赋予了数据类似公共产品的某些性质,特别是在其作为公共资源被广泛访问和使用的场合下,尽管这种公共产品性质的具体程度和范围可能因数据的特性和法律环境而有差异。

23. **敏感信息多特性(Characteristics of Numerous Sensitive Information)**:主要体现在数据的隐私性、机密性、敏感性以及处理过程中可能面临的潜在法律风险上。这些特性要求我们在敏感信息的处理过程中必须严格遵守相关法律法规,确保信息的保密性、完整性和安全性。同时,在敏感信息的保护过程中,需要采取多层次、多维度的安全措施,如加密、访问控制、审计追踪等,以防止信息泄露、被篡改或滥用。因此,对于敏感信息的处理和保护,必须给予高度的重视和严格的监管。

24. **快速贬值性(Rapid Depreciation)**:是数据价值随时间迅速下降的一种普遍现象。

这一特性主要源于数据的时效性要求和数据环境的快速变化。实时数据在失去其实时性后,其价值会迅速降低;同时,随着数据环境的不断变化,如新技术、新政策或市场趋势的出现,原有数据可能不再适用或失去参考价值,从而导致其价值快速降低。

25. **流转与交互(Circulation and Interaction)**:是指在非交易场景下,数据在不同主体间进行传递、共享或使用的过程。这种非交易型流通方式的主要目的是促进业务流程的顺畅运行、提升业务效率及支持科学决策,而非直接通过数据本身进行买卖。

26. **数据工具(Data Tool)**:是支撑数据服务的关键组成部分,它们以软硬件的形式存在,旨在提高数据采集、存储、处理、分析、可视化以及安全等各个环节的效率和质量。

27. **数据资源(Data Resource)**:是现代社会中重要的战略资源,它以多种形式记录、保存和呈现,包括但不限于文件、数据库、图表和原始数据。这些数据资源不仅限于公共数据的范畴,而且还涵盖了各种可通过技术手段广泛访问和利用的数据集。然而,数据资源的价值远不止于此,它们还蕴含着巨大的经济潜力,能够促进创新、优化决策,并在经过专业的加工、分析和处理后,有效地转化为实际的经济利益。

28. **数据要素(Data Elements)**:是指在社会生产经营活动中发挥关键作用,为使用者或所有者带来经济效益,并以电子方式记录的数据的基本单元或组成部分。这些要素可以是单个的数据项、字段、记录等,它们共同构成了数据资源,是数据分析和利用的基础。

29. **数据要素市场(Data Element Market)**:是指以数据集或数据服务为主要对象的交易市场,是数据资源流通和交换的平台。在这个市场中,数据集或数据服务作为交易的基本单元,被买卖双方进行买卖、转让或授权使用,从而实现数据的价值最大化。

30. **数据资产(Data Assets)**:是指具有经济价值且以电子形式存在的数据资源,这些资源可以是原始数据、经过加工处理的数据集,或是基于数据开发的模型、算法等。数据资产是企业或组织的重要财产,能够为其带来竞争优势和经济利益。

31. **数据产品(Data Product)**:是以高质量的数据资源为基础,通过一系列精心设计的加工处理过程,包括数据的整理、清洗、转换,以及可能需要的软件算法、模型等分析工具的应用,最终形成的能够精准满足用户特定信息需求的数据集合、数据处理结果或数据解决方案。这些产品不仅提升了数据的价值,还为用户提供了便捷、高效的数据利用方式。

32. **数据产品的形态类型(Types of Data Products)**:数据产品的形态类型多种多样,以满足不同领域和场景的需求,包括但不限于数据集(包含结构化、非结构化或半结构化数据的文件集合)、数据报告(以可视化或文本形式呈现的数据分析结果)、数据模型(用于描述数据结构和关系的抽象表示)、API(应用程序接口,允许用户通过编程方式访问和操作数据)、数据服务(提供数据查询、分析、处理等功能的在线服务)、数据工具(辅助用户进行数据收集、处理、分析的软件或平台),以及其他根据特定需求定制的数据产品形态。

33. **初级数据产品(Primary Data Product)**:是数据要素市场上交易的一类基础数据产品,它们通常经过较为简单的加工处理,但仍保留了数据的基本特性和价值。这类产品主要包括可下载的数据集(即包含结构化、非结构化及半结构化数据的文件集合,用户可以在本地进行进一步的分析和使用)。这些初级数据产品为后续的数据加工和深度分析提供了基础。

34. **高级数据产品(Advanced Data Product)**:是相对于初级数据产品而言,在数据处理、分析和应用层面展现出更高层次复杂性和专业性的产品。它们综合运用了多种先进的技术、算法和模型,以满足用户更深层次、更具体化的数据需求。这类产品包括但不限于可视化的数据分析报告和仪表盘(它们以直观的方式呈现复杂的数据分析结果);针对特定业务场景定制的数据应用系统与软件(如智能推荐系统、风险评估模型等);以及基于云计算的高级数据分析与决策支持产品(如大数据处理平台提供的高级分析服务、实时数据分析服务等)。高级数据产品不仅极大地提升了数据处理和分析的效率,还为企业决策、业务优化和市场洞察提供了强有力的支持。

35. **生产要素(Factors of Production)**是经济学中的一个核心概念,它指的是在社会生产经营活动中所必需并用于创造商品和服务的各种社会资源。这些资源包括但不限于土地(自然资源)、劳动(人力资源)、资本(金融资源及物质资源)和技术(或企业家才能),它们是维系国民经济运行及市场主体(如企业、农户等)进行生产经营活动所必须具备的基本因素。这些生产要素在生产过程中相互结合,共同推动经济的增长和发展。

36. **数据要素化(Data Elementization)**:是指将数据从原始形态转化为能够直接参与

经济活动并产生价值的生产要素的过程,这一过程包括数据的采集、整理、处理、分析及价值的实现等多个阶段。具体来说,数据要素化可以细分为数据资源化(将数据从无序状态整理为有序、可管理的资源)、数据资产化(将数据资源赋予经济价值,形成企业或个人拥有的数据资产)以及数据商品化(将具有经济价值的数据资产转化为可在市场上交易的数据商品)等关键阶段。这一过程不仅提升了数据的利用价值,还促进了数字经济的发展。

37. **数据要素市场化(Marketization of Data Elements)**:是指通过市场机制的有效运作来优化数据资源的配置,实现数据要素供需双方在市场中的自由交易和顺畅流通。在这一过程中,数据要素的价格在价值规律的基础上,通过市场竞争和供求关系的变化而被发现和确定。这一机制对于促进数据资源的高效利用、提升数据的经济价值,以及加速数字经济的发展进程具有重要的推动作用。

38. **数据价值化(Data Valorization)**:是一个高度综合性的过程,它系统地涵盖了从数据的原始采集开始,经过物理处理和存储、逻辑管理和价值挖掘等关键步骤,最终形成数据产品的全过程。这一过程强调对数据的深度加工和价值提升,最终实现数据的资产化和产品化。

39. **数据资源不能成为数据资产的三个原因(Three Reasons why Data Resources cannot be Data Assets)**:主要包括市场、法律和技术问题。一是市场因素,缺乏活跃的数据交易市场或合适的数据需求方,导致数据资源难以找到有效的商业化路径。二是法律因素,当前数据权属的法律法规尚不健全,数据产权的界定模糊,这种情况给数据资源的合法交易带来不确定性。三是技术因素,数据交易过程中的安全性、可靠性和可追溯性等技术难题尚未得到全面解决,这些问题使交易双方难以建立信任,进而影响数据资源的资产化进程。

40. **数据交易(Data Trading)**:是数据市场中的一个核心环节,它是指交易双方依据合法、合规的合同条款,在确保数据安全与隐私保护的基础上,围绕数据或其衍生形态(如数据分析报告、数据模型等)进行的买卖活动。这种交易行为不仅涵盖了传统的点对点直接交易模式,即交易双方直接协商并达成交易协议;还广泛包括了通过专业的数据交易所或第三方中介机构进行的间接交易模式,这些中介机构为交易双方提供交易撮合、数据安全验证、合规审查等服务,以促进数据交易的高效、安全和有序进行。

41. **数据产品的三类交易主体(Three Types of Transaction Entities in the Data Products**

Markets)：主要包括数据供方(卖方)、数据需方(买方)及第三方数据交易服务机构(或数据交易平台)。这些主体共同构成了数据产品交易市场的生态体系,其中数据供方提供数据产品,数据需方购买数据产品以满足其业务需求,而第三方数据交易服务机构(或数据交易平台)则作为中介,为交易双方提供撮合、清算、安全保障等服务,促进数据产品的有效流通和利用。

42. **数据要素市场的四类建设主体(Four Types of Construction Entities in the Data Factor Market)**：数据要素市场的建设是一个复杂而多维的系统工程,需要多个主体的共同参与和推动。根据当前的发展趋势和实践经验,数据要素市场的四类主要建设主体可以概括为国家级数据交易所(作为市场顶层设计和规则制定的核心机构)、地方数据交易中心(负责区域内数据资源的整合与交易服务)、行业数据交易平台(专注于特定行业的数据流通与应用创新)及企业交易机构(作为数据供需双方直接对接的桥梁,推动企业内部及企业间的数据交易活动)。这些主体在数据要素市场的建设中各司其职,共同促进数据资源的有效配置和价值实现。

43. **数商(Data Commerce Entities)**：作为数据产业中专注于数据交易与服务的核心经营实体,正日益在数据要素市场中占据举足轻重的地位。这一概念凸显了数据作为 21 世纪关键生产要素在企业生产经营策略中的核心地位。数商凭借其专业的数据处理能力、丰富的市场资源以及创新的技术和服务解决方案,在数据产品的开发、高效流通、深度应用及全方位技术和服务支持等关键领域,发挥着不可或缺且日益显著的作用。

44. **服务型数商(Service-based Data Commerce Entities)**：是指那些以提供数据服务为核心竞争力,通过运用并优化可信流通技术,为数据供需双方提供包括但不限于数据质量评估、风险评估、合规交付、数据咨询及数据治理等全方位服务的企业。它们的主要任务是加速数据在不同主体间的有效流通与高效交易,它们通过降低数据流通成本、提高流通效率及增强交易透明度等方式,在数据要素市场中扮演着关键推动者的角色,致力于实现数据资源的高效、可信与有序流动。

45. **应用型数商(Application-based Data Commerce Entities)**：是指那些专注于提供精准的数据开发利用工具以及深度数字化转型中的数据分析服务的企业。它们通过深入剖析行业特性与客户需求,运用前沿的数据处理技术和先进的分析方法,为企业量身打造数据驱动的解决方案,旨在帮助企业从数据中挖掘潜在价值,将业务运营中的痛点与挑战转化为新的增长机遇,并进一步将原有的投入成本转化为可持续的利润增长点。在数据要素市场中,应用型数商扮演着数据价值深度挖掘与高效转化的关键角色,是推动数据在实际业务场景中有效应用与实现增值的引领者。

46. **技术型数商(Technology-based Data Commerce Entities)**:在数据资源领域扮演着数据处理与整合的关键角色,它们是数据资源的优化者与促进者,通过提供全面而先进的数据采集、清洗、存储、传输、管理及分析技术,帮助各类经营主体实现对数据资源的有效管理和高效利用。技术型数商致力于将分散于不同系统和平台中的异构数据,通过数据聚合与标准化处理,转化为统一格式、高质量且可流通的数据生产要素。这一过程不仅极大地拓展了数据来源的广度与深度,还显著提升了数据的质量与可用性,为数据资源的进一步开发与利用奠定了坚实基础。

47. **国家数据基础设施(National Data Infrastructure,NDI)**:是随着经济社会步入数据要素化发展的新阶段,为实施数据要素基础制度、推动数据资源开发利用落地、全面促进数字中国、数字经济、数字社会高质量发展而构建的综合性、一体化的新型基础设施。它从数据要素价值最大化的角度出发,依托先进的信息网络、强大的计算能力、安全的数据存储等核心设施,面向全社会提供数据汇聚、处理、流通、应用及全方位安全保障的一体化服务,旨在构建一个高效、安全、可信的数据生态环境,为数据资源的深度挖掘和广泛应用奠定坚实基础。

48. **数据合规评估服务商(Data Compliance Assessment Service Provider)**:是专门提供全面数据合规评估服务及相关法律服务的专业机构,它们在协助企业确保其数据处理活动符合相关法律法规要求方面发挥着重要作用。

49. **数据资产评估服务商(Data Asset Evaluation Service Provider)**:是指具备高度专业性,根据委托方要求,在严格遵循科学评估方法和程序的基础上,对评估基准日特定目的下的数据资产价值进行精确评定和估算,并出具经法定程序认定的资产评估报告的专业服务机构。这类服务商不仅在数据资产化进程中扮演关键角色,推动数据资源向可计量、可交易的数据资产转化,还通过价值量化服务为数据交易、投资决策提供有力支持,同时也在优化资源配置、提升数据治理水平、促进数字经济健康发展等方面发挥着重要作用。

50. **数据质量评估服务商(Data Quality Assessment Service Provider)**:是专注于提供深度数据质量评估服务的专业机构。它们依托权威、全面的评估框架和科学、严谨的评价方法,对客户的数据进行全面、细致、系统的评估,旨在精准识别数据质量问题、深入分析原因、提出切实可行的改进建议,并最终出具详尽、客观的数据质量评估报告。

51. **数据交付服务商(Data Delivery Service Provider)**:专注于解决数据在传输、交换和使用过程中的安全性、隐私保护和效率问题。它们通过集成先进的加密技术、隐私保护协议(如差分隐私、联邦学习)以及区块链技术,构建了一个高度安全且可验证的数据交付环境,确保数据在传输过程中的完整性、保密性和可追溯性。同时,这些服务商还负责将数据从数据源安全、高效地迁移到目标系统,或将定制化的数据产品或服务交付给客户,以精准支持客户的业务需求与决策制定。

52. **数据安全服务商(Data Security Service Provider)**:是专注于提供数据安全解决方案和服务的企业,它们在合规性策略的指导下,通过最新的安全技术工具、严格的安全管理方法,全方位保护客户数据在存储、处理、传输等各个环节中的机密性、完整性和可用性。这类服务商不仅提供数据安全咨询、风险评估、加密部署等核心服务,还提供数据安全管理体系的认证、合规性审计以及持续的安全监控与响应等服务,以确保客户的数据安全管理体系符合相关法规和标准的要求。

53. **数据授权运营服务商(Data Authorization and Operation Service Provider)**:是指获得公共数据和国企数据授权,在授权范围内独立或合作开展数据运营业务,提供数据服务或数据产品的机构。这类服务商在推动数据要素市场化配置改革和充分挖掘数据价值的过程中扮演着至关重要的角色。

54. **数据产品开发商(Data Product Developer)**:是指那些专注于对数据资源进行汇聚对接、清洗加工、开发利用,并将非标准化的数据资源转化为具有商业价值和实际应用性的数据产品的机构。这些机构具有专业的数据价值挖掘能力、数据处理技术以及产品开发经验。

55. **数据治理服务商(Data Governance Service Provider)**:是指提供数据治理关键技术和服务内容的机构,它们通过制定和实施适当的规则和流程,来管理数据的可用性、易用性、完整性和安全性。这类服务商在帮助企业实现数据资产价值最大化、提升数据质量和决策效率方面发挥着重要作用。

56. **数据经纪服务商(Data Brokerage Service Provider)**:是指提供数据要素供需方撮合服务及与数据交易相关的代理、代销、清洗、脱敏、合规咨询等全方位服务的机构。这类服务商在促进数据市场繁荣方面扮演着重要角色,通过精准匹配数据供需双方的需求,促进数据资源合法、安全且高效地流通和利用,从而推动数字经济的健康发展。

57. **数据咨询服务商(Data Consulting Service Provider)**：是指提供有关数据管理、数字化转型、技术解决方案、数据应用场景分析、数据安全咨询及数据治理策略等咨询服务的机构。这类服务商通过专业的知识、技能和经验,帮助企业解决在数据管理、数字化转型及数据应用过程中遇到的问题,从而助力企业构建高效的数据管理体系,加速业务决策过程,实现可持续的数据驱动增长与创新。

58. **数据知识产权服务商(Data Intellectual Property Service Provider)**：是指专注于提供数据知识产权全链条服务的专业机构,涵盖代理申请、价值评估、交易促进、法律咨询、保护策略制定、战略布局规划、风险预警及应对等全方位服务。这类服务商在促进数据知识产权的创造、有效保护、高效运用和科学管理等方面发挥关键作用,通过提供定制化的解决方案和专业指导,帮助企业深入挖掘数据价值,构建稳固的知识产权壁垒,从而最大化数据资产的市场竞争力和商业价值。

59. **数据服务(Data Services)**：是一个综合性的概念,全面覆盖数据处理、分析、集成、可视化以及安全保护等多个方面,旨在为用户提供高效、安全、便捷的数据管理解决方案,促进数据资源的最大化利用和价值创造。

60. **数据分析服务(Data Analysis Service)**：是指利用自身技术能力,通过统计、机器学习、数据挖掘、自然语言处理、深度学习等多种方法和技术手段,对原始数据进行深入的价值挖掘和解析的服务。这种服务旨在从复杂、庞大的数据集中提取出关键信息、进行深度分析以预测未来趋势,为企业的决策制定、业务优化、市场策略调整、市场趋势洞察、客户体验优化、运营效率提升等提供有力的数据支持。

61. **数据可视化服务(Data Visualization Service)**：是指利用图形化、交互化等直观展示技术,对各类规模的数据集进行整合、归纳,并以清晰、生动且易于理解的方式呈现数据信息的一种专业服务。这种服务不仅能够直观展示数据的关键信息和趋势,还能够通过交互式界面促进数据的深入探索与理解,增强数据洞察的深度和广度,从而为决策制定和业务优化提供有力支持。

62. **数据合规服务(Data Compliance Service)**：是指对数据收集、存储、使用、处理、共享、转让、跨境传输(包括数据出境)及数据生命周期中所有关键环节的合规性进行审慎核查,以确保企业的数据处理活动符合国际条约、国内法律法规、行业准则、商业惯例、社会道德、监管要求以及企业章程、规章制度等规定。这一服务不仅关注数据交易的合规性,还涵盖了数据生命周期中各个环节的合规要求,确保企业在处理数据时始终遵循相关规范。

63. **数据安全服务(Data Security Service)**：是指为数据处理活动提供安全性保障的一系列技术支持和措施,旨在确保数据的保密性、完整性和可用性,保护用户数据免受未经授权的访问、使用、披露、篡改、窃取、中断、毁坏或丢失等威胁。这些服务通常涵盖预防、检测、响应和恢复等各个阶段,以构建一个全面的数据安全防护体系。

64. **国家数据空间(National Data Space)**：是一个综合性的数据生态系统,旨在通过构建统一的数据标准、规范和管理机制,促进数据资源的自主管理、公平共享与交换、可信管理及认证服务,以及实现不同系统间的互操作性,从而为包括数据持有者、提供者、生产者、消费者、应用程序提供者、平台运营商、市场服务商及身份认证机构在内的多种数据相关主体提供一个可信且安全的数据操作环境。

65. **国家软基础设施(National Soft Infrastructure)**：是支撑国家数据空间高效运行和可持续发展的核心要素,它涵盖了政策、法律、标准、协议、组织、技术以及机制等多个层面,共同确保数据在各个主体之间安全、顺畅地流动和使用。具体而言,国家软基础设施包括：基础架构层,即各种标准、协议、身份认证和授权连接机制,这些机制连接了接入数据空间的主体和工具,构成了数据交互和管理的基础;技术支持层,即提供各种标准化和智能化的通用算法、模型和工具,以支持数据的处理、分析和应用,推动数据价值的最大化;数据管理工具,即为数据持有者提供便捷操作数据的工具,包括授予、撤销、更改访问权限,以及指定新的数据访问和使用条件等操作,以确保数据的安全管理和有效利用。

66. **国家硬基础设施(National Hard Infrastructure)**：是在信息化和数字化发展阶段形成并持续升级的关键物质基础,为社会的数字化、智能化转型提供了坚实的支撑。它包括国家信息基础设施和国家数字基础设施,涵盖了通信网络、数据中心、云计算平台、物联网设施以及算力基础设施等关键领域,同时还涉及融合基础设施,旨在促进信息技术与传统产业的深度融合与创新发展。

67. **国家数据安全基础设施(National Data Security Infrastructure)**：是集法律保障、技术防护、管理监督于一体的综合性体系,旨在确保国家数据资源安全、防范数据风险、保障数据流通与合理利用。它纵向贯通国家硬基础设施、国家软基础设施、国家数据空间全层级,横向覆盖数据采集、存储、处理、分析、管理及使用等全生命周期的各个环节,形成了全国一体化的数据安全监管平台。该平台不仅实现了对全国数据安全的实时监控与预警,还提供了强大的数据治理与分析能力,为国家的数字化转型与数字经济发展提供了坚实的安全保障。

68. **国家数据基础设施横向架构（Horizontal Architecture of National Data Infrastructure）**：主要覆盖数据全生命周期的各个环节，包括数据的采集、存储、加工、分析、交易流通以及治理与应用等。这一架构确保了数据从产生到应用的全过程都能够得到妥善管理和高效利用。

69. **数据采集平台（Data Collection Platform）**：是指一种面向多领域数据采集，通过标准化和智能化的数据采集技术，实现对各类数据资源的全面、高效和准确采集的系统或平台。这种平台不仅涵盖了数据库采集、系统日志采集、在遵守相关法律法规和隐私政策的前提下使用网络爬虫技术进行网络数据采集，以及基于物联网的感知设备数据采集等多种数据采集技术，还积极促进与其他公共数据采集平台和企业数据采集平台的对接，以促进数据的共享和流通。

70. **数据汇聚平台（Data Aggregation Platform）**：是指基于多源数据整合，旨在实现跨地区、跨部门、跨领域的数据汇聚与共享。该平台通过促进各省级政务服务平台及其他相关平台的互联互通，并支持统一的数据标准、接口规范和技术框架，构建了一个覆盖广泛、功能强大的数据共享网络，为政府决策、社会治理、公共服务等提供有力的数据支撑。

71. **数据加工平台（Data Processing Platform）**：是与全国公共数据服务平台紧密协作的重要系统，它集成了自然语言处理、视频图像解析、智能问答、机器翻译等高级数据处理技术，并专注于数据挖掘分析、数据可视化、数据融合计算等高级应用。该平台致力于构建通用算法模型、工具和构件，通过自动化和智能化手段优化数据加工流程，将数据加工生产流程中的各个环节智能化、精确化、标准化，以提供高效、精准的数据服务和智能计算支持。

72. **数据共享平台（Data Sharing Platform）**：是指一个能够支持数据资产收集、整理、存储、共享和交换的网络系统。它通过提供一个标准化、安全可靠的环境，使得不同的用户和组织可以共享、访问和利用数据，促进数据的流通和再利用。数据共享平台主要侧重于在特定组织、企业、机构或合作伙伴之间共享数据资源，以实现数据的顺畅流通和再利用，优化数据资源的配置，激发数据的创新价值。共享的数据可能仍属于原始拥有者，且在使用过程中可能需要遵守特定的规定和条件，如数据的安全性和隐私保护要求。此外，共享的数据可能并不完全开放给外部人员或机构。

73. **数据开放平台（Data Sharing Platform）**：是指一个旨在实现政务数据在全国各政务机关之间跨地区、跨部门、跨层级无缝共享与高效交换的综合性平台。该平台不仅支持政务数据的共享，还积极探索并促进公共事业数据（包括水、电、气、暖、公交等行业）及企业和社会其他领域的数据与国家数据共享平台的对接与融合，以构建一个包含政务数据、公共数据和社会数据的多方共享生态。这更多地应用于政府和公共数据资源的共享。政府或公共单位通过数据开放平台将公共数据资源免费共享给公众，让这些数据资源能够在社会中流通使用，为公众提供便利，促进社会发展。数据一旦被共享到平台上，公众就可以自由地访问和使用这些数据资源，但需遵守相关的数据使用协议和法律法规。

74. **数据运营平台（Data Operation Platform）**：是指专注于数据商业化运营和服务的数据管理与服务平台。该平台通过整合各类数据源，运用先进的数据处理、分析、挖掘技术，以及区块链、隐私保护等前沿技术，为政府、企业和社会公众提供数据资产化、数据服务化、数据产品化的全方位解决方案。其目标在于促进数据的合规流通与价值转化，支持数据的授权运营、定制化开发、融合应用开发等多种运营模式，推动数据资源的深度开发和广泛应用。同时，数据运营平台还承担着保障数据安全、维护数据权益、促进数据生态健康发展的重要使命。

75. **数据交易平台（Data Trading Platform）**：是一个旨在构建全国范围内统一、高效的数据交易市场的综合性平台。该平台不仅整合了上海、北京和深圳等领先数据交易所的资源，更以全国性的视角，深度融合机器学习、隐私计算、区块链等前沿技术，确保数据核验精准、操作透明、智能合约自动化执行及跨链协同兼容。通过联通上海、北京、深圳等核心数据交易所的网络，平台将提供全国范围内的数据产品交易、数据资产凭证服务、数据流通交易合规监管以及数据咨询服务等全方位服务。其愿景是实现数据的"一地备案，全国共享；一地挂牌，全国流通；一站交易，全程可溯；一证分发，全国互认"，从而极大地促进数据资源的有效配置和价值挖掘。

76. **数据存储平台（Data Storage Platform）**：是指综合运用结构化数据存储、列式数据库、文档数据库、图数据库、搜索数据存储、非结构化数据存储、数据湖存储以及蓝光存储等多样化的数据存储技术，构建一个高效、安全、可扩展的数据存储解决方案。该平台重视容灾备份，采用"两地三中心"设计，即设立一个主数据中心和两个备份中心（本地和异地），以实现数据的双重容灾保护。这种设计不仅确保了数据的高可用性,还能够在自然灾害、系统故障等突发事件发生时迅速恢复数据服务,保障国家数据存储中心的安全稳定运行。

（二）数据交易与流通

77. **国际数据交易与流通趋势（International Data Trading and Circulation Trends）**：全球范围内,随着数字经济的蓬勃发展,已经涌现出众多国际数据交易平台和机构（International Data Trading Platforms and Institutions）,这些平台和机构为全球范围内的数据交易和流通提供了重要的基础设施和服务支持。一些领先的数据中心服务提供商,如 Global Switch 等,通过其遍布全球的安全、高效的数据中心设施,为全球数据交易参与者提供了稳定可靠的数据存储、处理和传输服务,极大地促进了数据的跨境流通和价值实现。同时,其他专门的国际数据交易平台也在不断涌现,利用先进的技术手段和创新的商业模式,推动数据资源的优化配置和高效利用。这一趋势不仅加速了全球数字经济的融合与发展,也为各国经济的数字化转型提供了强大的动力。

78. **数据流通方式（Data Circulation Methods）**：主要包括数据开放、数据共享和数据交易三种,每种方式均基于不同的数据使用权限、目的和合规框架,各自拥有其独特之处和适用场景,共同构成了数据流通的多元化、多层次生态。

79. **国外创新的数据交易与流通典型模式（Innovative International Data Trading and Circulation Models）**：国外创新的数据交易与流通模式多种多样,每种模式均基于特定的市场环境、法律法规和技术条件,展现出独特的优势和适用场景。这些模式主要包括数据平台 C2B 分销模式、数据平台 B2B（Business to Business,企业到企业）集中销售模式、数据平台 B2B2C（Business to Business to Consumer,供应商到电子商务企业到消费者）分销集销混合模式及数据中介平台促进的数据流通模式。

80. **数据平台 C2B 分销模式（Data Platform C2B Distribution Model）**：是一种具有创新性和市场潜力的商业模式,它通过让消费者参与数据贡献和价值创造的过程,为企业带来了新的增长路径和市场机遇。在此模式下,消费者将个人数据贡献给数据平台,数据平台向用户给付一定数额的商品、货币、服务等价物或者优惠、打折、积分等对价利益,以此实现数据的价值交换。

81. **数据平台 B2B 集中销售模式(Data Platform B2B Centralized Sales Model)**: 是一种高效、专业的数据交易方式。数据平台作为中间商,有效收集并整合来自不同数据提供方的数据资源,集中销售给数据购买方。这种模式不仅促进了数据的专业化开发和规模化应用,还便于监管和数据交易流程的标准化,从而提高了数据交易的效率和安全性。

82. **数据平台 B2B2C 分销集销混合模式(Mixed Model of Data Platform B2B2C Distribution and Centralized Sales)**: 是一种结合了 B2B(Business to Business,企业到企业)和 B2C(Business to Consumer,企业到消费者)特点的电子商务分销模式,并结合了集中销售的方式。在这种模式下,数据平台不仅作为中间商连接企业和企业(B2B),还直接面向消费者提供数据服务或产品(B2C)。同时,它还通过集中销售的方式优化资源配置,提高交易效率,满足企业和消费者的多元化需求。

83. **数据中间平台模式(Data Intermediary Platform Model)**: 是一种在数据市场中广泛应用的商业模式,它涉及数据提供方、数据中间平台(即数据代理)和数据购买方三方的交互。数据中间平台以中间代理人身份,为数据提供方和数据购买方提供数据交易撮合服务。在这种模式下,数据提供方和数据购买方都是经过交易平台审核认证、合法合规参与数据交易的实体。数据中间平台则充当桥梁作用,利用先进的技术和严格的监管机制,促进双方高效、安全地进行数据交易活动。

84. **全国数据交易所四类建设主体(National Data Exchange Construction Entities)**: 是指国家级数据交易所(National Data Exchanges)、地方数据交易中心(Local Data Trading Centers)、行业数据交易平台(Industry Data Trading Platforms)和企业数据交易平台(Enterprise Data Trading Platforms)。

85. **上海数据交易所(Shanghai Data Exchange)**: 是贯彻落实国家大数据战略的重要举措,旨在加快培育数据要素市场,促进数据的流通与交易,并助力城市的数字化转型。该交易所于 2021 年 11 月 25 日正式成立。其采用公司制架构,围绕打造全球数据要素配置的重要枢纽节点的目标,构建"1+4+4"体系,即紧扣建设国家级数据交易所"一个定位",突出准公共服务、全数字化交易、全链生态构建、制度规则创新"四个功能",体现规范确权、统一登记、集中清算、灵活交付"四个特征"。上海数据交易所面向数据流通交易提供高效便捷、合规安全的数据交易服务,同时引导多元主体加大数据供给,培育并发展"数商"新业态。

86. **公共数据主要的三种运营模式(Main Operating Models of Public Data)**:可以归纳为数据开放、授权运营(包括政府主导、平台化运营和公私合作模式)以及特许开发(或特殊授权)等。这些模式各有特点,适用于不同的数据资源和应用场景。

87. **数据开放运营(Open Data Operation)**:是指政府或公共机构将其掌握的、非涉密且可公开的公共数据以特定方式免费提供给公众或数据需求方,以促进数据的共享和利用。

88. **特许开发运营(Franchise Development and Operation)**:是指在某些特定情况下,政府或公共机构通过特殊授权方式,允许并规范特定的机构或企业在一定条件下独家或优先享有对特定领域或应用场景数据资源的开发权、运营权以及品牌使用权和技术支持。这种模式旨在通过引入专业力量,促进数据资源的有效开发和合理利用,同时确保数据的安全性和合规性。

89. **授权应用运营(Authorized Application Operation)**:可以看作是"授权应用"的扩展,因为它不仅涉及数据的合法授权使用,还涵盖了数据的日常运营、维护与管理工作,包括数据的收集、处理、分析、安全保护及持续更新与优化等各个环节。该运营模式可进一步细分为三种主要模式:政府主导模式、平台化运营模式及公私合作模式。

90. **公共数据授权运营价格机制(Public Data Authorized Operation Pricing Mechanism)**:在公共数据授权运营中,定价机制的核心在于平衡成本、市场需求与监管要求。成本是定价的基石,应用场景决定了数据的实际价值和市场需求,而监管则保障了数据使用的合规性和市场的有序发展。通过综合考虑这三个因素,可以构建起合理的价格机制,推动公共数据的有效流通和价值实现。

91. **公共数据的定价模式(Public Data Pricing Model)**:是指在公共数据资源使用阶段,首先进行精确的成本测算,然后考虑数据资源在不同交易场景下的具体应用情况,最后结合合理的利润空间设定,来确定数据价格的一种综合性机制。这种模式旨在保障数据提供者的合理收益,同时响应市场需求,促进数据市场的持续健康发展。

92. **个人数据(Personal Data)**:是一个广泛且关键的概念,它指的是直接或间接与可识别或已识别的自然人相关联的各种信息。这些信息既涵盖了自然人在其日常生活、工作及社交等活动中产生的各种信息,也包括企业、政府机构等第三方在提供服务或履行职责过程中收集的信息。这些信息包括但不限于姓名、性别、年龄等基本资料,以及健康记录、金融详情、身份认证信息和网络行为数据等更为敏感和私密信息。

93. **行业数据交易与流通的方式(Industry Data Trading and Circulation Methods)**:主要包括建立企业内部的数据共享机制、建立数据交易平台以促进多方交易、构建数据联盟以实现资源共享与合作,以及利用第三方机构提供安全高效的数据交易与中介服务。企业可以根据自身需求和实际情况选择适合的交易与流通方式。此外,数据共享协议和数据互换协议等新兴手段也在促进行业数据的流动与价值实现方面发挥着重要作用。

94. **企业内部数据流通机制(Internal Data Circulation Mechanisms in Enterprises)**:是指企业为了促进内部数据的共享和流通而建立的一系列技术标准、操作规范、流程和数据治理策略。这种机制通过明确数据权属、优化数据流转路径、强化数据安全保护等措施,有效打破部门间的信息壁垒,提高数据利用效率,为企业决策和运营提供全方位的数据支持。

95. **数据联盟(Data Alliances)**:是指由行业内或跨行业的多家企业基于自愿原则组成的组织,旨在共享数据资源、协同制定数据规则和标准,以提高数据利用效率、促进数据流通,进而加速创新应用,在技术创新、市场拓展、风险共担等方面实现互利共赢。这种组织形式有助于打破数据孤岛,促进数据资源的整合与优化,推动行业整体的数字化转型与发展。

96. **依托第三方机构进行数据交易(Relying on Third-party Institutions for Data Trading)**:是指行业内的企业选择将数据交易活动委托给专业的第三方机构进行,如数据服务商、咨询公司、数据交易所、数据平台及技术提供商等。这些机构具备数据处理、分析、交易等方面的专业能力,能够为企业提供全方位的数据交易服务。

97. **行业数据交易与流通的注意事项(Considerations for Industry Data Trading and Circulation)**:关键在于确保数据市场的健康、有序和可持续发展,这主要包括确保数据质量和隐私安全、制定合理的交易规则和标准、建立信任机制,以及不断创新和完善数据交易与流通体系。此外,还需特别关注跨境数据流动的监管问题,确保数据在跨国流动中符合国际规则和各国法律要求。

98. **数据质量和隐私安全(Data Quality and Privacy Security)**:是数据交易与流通中

至关重要的两个方面。企业应当高度重视这两个方面的工作，既要不断提升数据质量以确保其准确性、完整性和时效性，又要严格保障隐私安全，防止数据泄露与滥用。这一双重努力不仅有助于充分发挥数据的潜在价值，更是实现企业业务可持续发展的重要保障。

99. **制定合理的交易规则和标准（Formulating Reasonable Trading Rules and Standards）**：这对于规范数据的交易和流通至关重要。这些规则和标准应基于公平、透明和高效的原则，通过广泛征求行业意见、参考国际最佳实践，并结合本国法律法规来制定。它们不仅有助于确保交易的公平性和透明度，提高交易效率，还能有效保护数据提供方、数据需求方及交易平台等各方的合法权益。规则和标准的具体内容应包括但不限于数据的定价机制、交易方式、支付方式、数据质量评估标准、隐私保护措施以及争议解决机制。

100. **建立信任机制（Establishing Trust Mechanisms）**：是数据交易和流通中至关重要的一环。建立数据质量认证体系、实施严格的保证金制度，并结合法律合规性检查、引入第三方仲裁机制等多元化信任保障措施，不仅能够有效增强数据供需双方之间的信任度，还能显著降低交易过程中的潜在风险，从而为数据市场的规范化、透明化及可持续发展奠定坚实基础。

101. **数据交易与流通的持续创新和完善（Continuous Innovation and Improvement in Data Trading and Circulation）**：在数据交易和流通领域，持续的创新和完善是推动行业发展的关键动力。面对大数据分析、人工智能及区块链技术等新兴技术的快速发展，以及市场对数据安全性、交易透明度和实时性需求的日益增长，传统的交易模式和流通方式可能无法满足日益复杂和多样化的数据交易需求。因此，企业需保持高度的市场敏锐度，积极探索新技术应用，如通过区块链技术增强数据交易的透明度与安全性，利用人工智能优化交易匹配效率，并灵活调整业务模式，以精准对接市场新需求，不断提升数据交易与流通的效率与质量。

102. **激发工业数据潜力的方式（Ways to Unleash the Potential of Industrial Data）**：是一个多维度、综合性的过程，它涵盖了强化网络基础设施建设、提升数据要素价值、培育数字化生态体系、加强政策引导与支持以及深化国际合作与交流等多个关键环节。这些措施共同作用，有助于充分挖掘工业数据的潜力，推动产业升级和数字化转型。

103. **数据跨境流动（Cross-border Data Flow）**：是指数据在不同国家和地区之间传输

的过程,这对于促进国际贸易、数字经济合作以及全球信息共享具有重要意义。在中国,随着数字经济的蓬勃发展和"一带一路"倡议的推进,数据跨境流动的需求日益增加。然而,基于维护数据主权与保障数据安全的考虑,中国为数据跨境流动划定了明确的红线,并构建了严格的数据出境安全制度,以确保数据跨境流动在合法、安全、可控的框架内进行。

104. **数据出境安全红线(Data Exit Safety Red Line)**:是指中国在加强数据安全保护、严格规范数据跨境流动方面所设定的一系列严格规定和限制。这些规定和限制旨在明确界定数据出境的边界条件,以确保国家数据安全、切实保障公民个人信息权益,同时促进合法、有序的数据跨境流动,从而支持全球数字经济的健康发展。

105. **数据出境安全路径(Safe Data Exit Path)**:是指我国针对规范个人信息和重要数据出境所制定的一系列法律、法规、规章及国家标准。这些措施旨在进一步加强数据出境安全,并明确规定了数据安全出境的具体操作流程和实施细则。这些路径的构建,不仅充分体现了我国对数据安全的重视,而且为数据跨境流动提供了清晰、可遵循的规范。

(三)数据确权

106. **国家层面数据法律(National Data Laws)**:主要包括《中华人民共和国网络安全法》《中华人民共和国数据安全法》《中华人民共和国个人信息保护法》等,这些法律共同构成了中国数据保护的法律框架。此外,《中华人民共和国民法典》中有关个人信息保护的规定以及《中华人民共和国刑法》中涉及数据安全和个人信息犯罪的条款,也为数据保护提供了重要的法律支撑。

107. **国家层面数据行政法规(National Data Administrative Regulations)**:主要包括《关键信息基础设施安全保护条例》,该条例旨在增强关键信息基础设施的安全防护能力;《未成年人网络保护条例》,该条例旨在保护未成年人在网络空间中的合法权益,特别是个人信息保护;以及《商用密码管理条例》,该条例规范了商用密码的科研、生产、销售、使用和管理等活动。此外,《中华人民共和国政府信息公开条例》虽然不直接针对数据行政管理,但作为政府信息公开的重要法规,对于提高政府透明度、加强公众监督具有重要意义。

108. **国家层面数据规章（National Data Regulations）**：主要包括《汽车数据安全管理若干规定（试行）》（针对汽车数据安全）、《数据出境安全评估办法》（针对数据出境安全评估）以及《生成式人工智能服务管理暂行办法》（针对生成式人工智能服务管理）等，这些规章旨在针对特定领域或特定类型的数据活动进行规范和管理，以确保数据的安全、合规和有效利用。

109. **上海市级数据法规与规章（Shanghai Municipal Data Regulations and Rules）**：主要包括《上海市数据条例》（为数据管理提供法律框架）、《上海市数据交易场所管理实施暂行办法》（规范数据交易场所管理）等，这些法规与规章为上海市的数据管理、交易及利用提供了重要的法律框架和制度保障。请注意，随着法律环境的变化，上海市可能会出台更多与数据相关的法规与规章，因此建议持续关注相关动态。

110. **国家纲领性文件（National Policy Guiding Documents）**：主要包括中共中央、国务院发布的《关于构建数据基础制度更好发挥数据要素作用的意见》和《促进大数据发展行动纲要》，这些文件为数据治理、数据要素市场培育以及大数据发展提供了根本性的政策指导和方向。

111. **标准实施文件（Standard Implementation Documents）**：主要包括《工业数据分类分级指南（试行）》和《网络安全标准实践指南——网络数据分类分级指引》，这些文件为相关领域的实践提供了详细的指导和规范。

112. **数据来源分类（Data Source Classification）**：是数据管理中一个至关重要的概念，它有助于我们深入理解和有效管理不同类型的数据。根据权威机构或学者的研究，数据依据来源不同主要可以分为三大类：公共数据、企业数据和个人数据。

113. **公共数据（Public Data）**：是指由国家机关和法律、行政法规授权的具有管理公共事务职能或者提供公共服务的组织，在履行公共管理职责或者提供公共服务过程中，收集、产生的涉及公共利益的各类数据。这些数据通常具有公开性、共享性和可访问性等特点。

114. **企业数据（Enterprise Data）**：是企业在生产、经营、管理等活动中收集、处理、存储和分析的数据，包括但不限于业务数据、个人信息（在遵守相关法律法规的前提下）以及与企业运营相关的公共利益信息。这些数据是企业运营和决策的重要依据。

115. **个人信息数据（Personal Information Data）**：是指包含个人信息的那一类数据。个人信息是与已识别或者可识别的自然人有关的各种信息，其中有些信息本身指向个人或者直接关联到个人，如姓名、身份证、指纹、面部信息、数字标识符（数字 ID）等。而另一些信息本身可能不具有直接识别个人身份的属性，但在特定情境下，通过与其他信息的结合分析或关联分析，能够间接指向某特定自然人。这种分类方式有助于我们理解和保护个人信息数据的安全与隐私。

116. **统筹授权及推进数据开放（Comprehensive Authorization and Promoting Data Openness）**：是当前数据治理领域的重要策略，旨在促进数据的共享与利用，有效推动数字经济和社会的发展。通过明确数据开放义务、建立统一开放平台、鼓励社会各界积极参与数据开放等措施，可以有效促进数据的流通和共享。未来，随着技术的不断进步和政策的不断完善，数据开放将在教育、医疗、城市管理等多个关键领域发挥更加广泛而深刻的作用，助力构建更加智慧、包容、可持续的社会形态，进一步推动经济社会高质量发展。

117. **原始数据不出域、数据可用不可见（The Original Data does not Leave the Domain, Data is Available and Invisible）**：是一种先进的数据开放和利用策略，旨在确保数据安全与隐私的前提下，最大限度地发挥数据的计算价值。该策略通过数据本地化存储确保数据不脱离原始控制机构的监管范围；同时，利用加密、脱敏、数据沙箱、联邦学习等先进技术以及严格的数据访问控制和审计机制等管理措施，实现了数据在"可用"的同时保持对用户"不可见"的平衡。这种策略不仅扩大了数据开放利用的范围，还显著提升了数据的安全性和隐私保护水平。

118. **公共数据可以有条件开放使用（Public Data can be Opened for Use Conditionally）**：是一种灵活且合理的数据开放策略，旨在根据公共数据不同的使用目的和场景，动态调整开放模式和条件，以平衡数据开放与数据保护的关系，以及数据利用与数据价值的关系。这种策略体现了对数据资源的精细化管理，有助于促进数据资源的有效配置和高效利用。

119. **建立数据持有权制度（Establishing a Data Ownership System）**：是当前数据治理领域的一项重要举措，旨在通过明确数据持有者的权利和义务，平衡数据生产、流通、使用过程中的各方利益，综合考虑数据生成、收集、处理、存储等过程中的劳动投入及数据的独特性和价值，促进数据资源的有效配置和高效利用。这一制度的设计以劳动投入为基础,不仅强调了对数据使用、许可及收益分配的合理性,还注重保障数据安全、隐私保护,防止数据被不当获取或使用。

120. **赋能中小企业(Empowering Small and Medium-sized Enterprises)**:是一个综合性的过程,旨在通过提供资源、技术、知识等方面的支持,帮助中小企业提升竞争力,实现可持续发展。这一过程需要政府、企业和社会各界的共同努力。《数据二十条》是我国首份专门针对数据要素的基础性文件,该文件在赋能中小企业方面提出了重要举措。具体而言,文件不仅引导行业龙头企业、互联网平台企业发挥带动作用,还通过制定具体的政策,促进与中小企业双向公平授权,共同合理使用数据。这一政策实际上是在鼓励大型平台企业依据公平互利原则与中小企业共享数据资源,并在实现中小企业赋能的同时,进一步促进数据价值的挖掘与实现。

121. **培育数据服务机构(Cultivating Data Service Institutions)**:是指通过支持第三方机构、中介服务组织等,加强数据采集、质量评估标准制定,推动数据产品标准化以及数据分析、数据服务等产业的发展。这些机构在市场中发挥着关键作用,它们不仅能够促进数据资源的有效配置和高效利用,还能够加速数据创新和应用,推动数据经济的繁荣发展。

122. **公共数据授权运营(Authorization for Public Data Authorized Operation)**:是一个复杂的过程,包括公共数据的授权、运营范围的确定、授权运营主体的选择、公共数据加工处理行为的规范以及对外提供信息种类和方式的审慎确定。

123. **分类分级确权授权(Classified and Graded Right Confirmation and Authorization)**:是指建立一种针对公共数据、企业数据、个人数据进行分类分级,并明确数据权利归属与授权使用范围的制度。这一机制旨在通过科学合理的分类分级方法,结合严格的数据安全管理和隐私保护措施,为数据的合法流动和有效利用提供重要保障,在保护数据安全和隐私方面发挥着重要作用。

124. **数据分类(Data Classification)**:是指根据数据的属性及特征,将其按一定原则和方法进行区分和归类,并建立起一定的分类体系和排列顺序的过程。这一过程对于企业数据的管理、分析和利用具有重要意义。

125. **数据分级(Data Grading)**:是指根据数据的敏感性、重要性或保护需求等因素,将其划分为不同等级或层次的过程。这一过程主要依据数据的敏感程度以及数据在遭到篡改、破坏、泄露或非法利用后对受害者可能产生的影响程度来进行。

126. **数据确权(Data Right Confirmation)**：是一个复杂而重要的过程,它不仅局限于使用区块链技术,还广泛涉及法律、技术和管理等多个方面,以确保数据的权利属性得到明确界定,数据的真实性和可追溯性得到保障。

127. **数据确权主要内容(Main Contents of Data Right Confirmation)**：包括数据权利主体的确认、数据权益的明确以及数据流转配置规则的设立。这些内容的实施需要综合运用法律、技术和管理手段,以确保数据的权利归属清晰、权益明确,并规范数据的流转和使用。

128. **数据交易方式(Data Transaction Methods)**：是指数据在不同主体之间传递和交换的方式,主要可以分为场外交易(Over-The-Counter, OTC)和场内交易两大类。

129. **个人信息数据确权(Personal Information Data Right Confirmation)**：是指明确个人信息数据的归属权,即确认个人信息数据的权利主体为个人信息主体本身。

130. **一般个人信息个人授权(General Personal Information Individual Authorization)**：其核心在于严守"告知同意"原则。这一原则要求在处理个人信息之前,必须明确告知信息主体相关事项并获得其明确同意,以确保个人信息的合法、正当、必要处理。

131. **特殊个人信息部门授权(Special Personal Information Department Authorization)**：是指在特定情境下,针对涉及国家安全的特殊个人信息数据,由国家相关主管部门依据《个人信息保护法》及相关法律法规依法依规进行授权,允许特定单位或机构在限定范围内使用这些信息数据。

132. **数据确权不适用知识产权确权制度(Data Rights Confirmation does not Apply to Intellectual Property Rights Confirmation Framework)**：这一观点深刻揭示了数据作为一种新型资产类别与知识产权在本质上的区别。在数据确权的过程中,应充分认识并尊重这一本质区别,制定符合数据特点的确权规则,以更好地保护数据主体的合法权益,促进数据的合理流动和有效利用。同时,也要加强数据保护法律法规的制定和完善,为数据确权提供坚实的法律保障。

133. **数据确权的意义(Significance of Data Rights Confirmation)**：在于为数据的交易与流通奠定坚实的法律基础,促进数据市场的健康发展。明确数据的交易和流通规则,可以增进买方和卖方的信任,减少数据交易的法律风险,从而增强数据交易与流通的确定性。数据权利的确认能够降低数据交易与流通的成本,培育数据交易与流通的良好生态。

134. **所商分离**(**Separation of Exchange and Commerce**)：在数据交易领域的应用,旨在构建一个更加清晰、高效且有序的数据市场结构。这一原则强调了数据交易所与第三方数商在数据交易与流通中的不同角色与功能。

135. **《数据二十条》的三权分置**(**Three Rights Seperation of** *Twenty Data Measures*)：是指将数据资源持有权、数据加工使用权以及数据产品经营权划分给不同的数据主体。

数据资产入表与评估

（一）数据资产入表

136. **数据资产入表（Data Asset Recognition）**：是指将企业拥有的各类数据资产进行系统化登记、科学分类、专业评估及有效管理，并最终在企业的财务报表（尤其是资产负债表的无形资产部分或作为特定资产项目）中予以确认和体现的过程。这一过程不仅有助于更全面、准确地揭示企业的资产构成和价值，还可能通过提升市场对企业数据资源价值的认知，间接促进企业的市场价值提升，并增强投资者的信心。同时，数据资产的明确化也有助于推动数据资源的进一步开发利用，以及促进数据在合法合规前提下的流通与交易（如数据许可、数据服务提供等）。

137. **企业数字化转型（Corporate Digital Transformation）**：是指企业全面运用数字技术，不仅将企业生产经营的所有环节乃至整个业务流程的信息数据进行深度整合，形成具有战略价值的数字资产，还通过大数据、云计算等先进处理技术，实时分析并反馈关键信息，以驱动企业决策优化、业务模式创新，进而显著提升企业的商业价值。这一过程不仅促使企业实现更高效、更灵活、更智能的运营方式，还深刻改变着企业的文化和组织结构，使其更加适应快速变化的市场环境。通过数字化转型，企业能够更有效地满足客户日益多样化的个性化需求，拓展市场边界，提高产品质量与服务水平，同时降低运营成本，从而在激烈的市场竞争中获得更显著的竞争优势。

138. **数据资产入表与企业数字化转型的关系（Relationship between Data Asset Recognition and Corporate Digital Transformation）**：数据资产入表，即将企业的

数据资源作为资产纳入财务报表或管理体系中,这一过程为企业数字化转型提供了坚实的数据基础和支持,确保了转型过程中的数据可访问性、可分析性和可管理性。同时,企业数字化转型的深入发展,对数据资产的管理、利用和价值挖掘提出了更高的要求,从而驱动了数据资产入表的实践和发展。

139. **数据资产入表的意义**(Significance of Data Asset Recognition):深远且广泛。它不仅显著提升了数据资源的战略价值,促进了数据在企业内外的流通与共享,还推动了基于数据的创新应用,加速了数据驱动的业务决策和模式变革。此外,通过数据资产入表,企业能够更有效地评估和管理数据风险,确保数据资产的安全与合规,最终实现数据价值的最大化。

140. **数据资产入表的参与主体**(Participants of Data Asset Recognition):数据资产入表过程涉及企业内部多个部门以及外部的数据服务提供商、审计机构、法律顾问等相关机构。这些参与主体需要紧密协作,共同确保数据资产入表的准确性和合规性。

141. **企业内部的参与主体**(Internal Participants ofEnterprises):包括决策机构、数据部门、财务部门、信息技术(Information Technology,IT)部门和业务部门。

142. **企业内部决策机构**(Internal Decision-Making Bodies of Enterprises):包括但不限于董事会、高级管理层、执行委员会等负责企业重大战略和运营决策的组织机构。

143. **企业内部数据部门**(Internal Data Departments of Enterprises):专注于数据的收集、整理、分析、存储及安全保护等全方位管理活动,以支持企业决策优化、业务流程改进及市场竞争力提升。

144. **企业内部财务部门**(Internal Financial Departments of Enterprises):负责完成数据资产入表并进行金融化评估,即负责企业的会计核算、财务管理、预算编制与执行、资金筹措与运用,以及将数据资产按照财务标准纳入财务报表并对其进行价值评估。关于数据资产的金融化,财务部门可能参与制定相关策略,但具体实施可能涉及多个部门的协同努力。

145. **企业内部 IT 部门**(Internal IT Departments of Enterprises):负责提供技术支持并主导数据产品的开发过程,与业务部门紧密合作,共同推动数据产品的创新与应用。

146. **企业内部业务部门**(Internal Business Departments of Enterprises):将数据作为

核心资源之一,通过数据驱动的决策和服务创新,提升企业运营效率和客户满意度。在符合法律法规的前提下,业务部门积极参与数据价值的挖掘与利用,包括与第三方合作进行数据共享、交换或授权使用等,以支持企业的整体商业战略。

147. **企业外部参与机构(External Participating Institutions)**:主要包括数据交易机构、数据治理机构、专业服务机构(如律师事务所、数据资产评估机构),以及提供金融支持与服务的机构(如银行等金融机构)。此外,还可能包括提供技术支持或研究合作的机构,如专注于数据科学、信息技术或商业分析等领域的科研单位或高等院校。

148. **数据交易机构(Data Trading Organization)**:是指数据交易中心或交易所。这些机构作为数据交易市场的核心平台,专门负责组织、协调、监管和促进数据资产的安全、高效、合规交易。它们为数据买卖双方提供交易规则制定、交易撮合、交易清算、争议解决等全方位服务,是推动数据要素市场化配置的重要力量。

149. **数据治理机构(Data Governance Organization)**:是指在企业内部或外部设立的,专门负责制定和执行数据治理策略、监督数据质量、确保数据安全与合规、推动数据价值最大化的机构。它可能涉及数据质量评估、治理流程优化、数据政策制定与执行等多个方面,但并不直接负责数据业务及产品的开发或输出。

150. **律师事务所(Law Firm)**:是指提供专业法律服务,从数据权属、使用权限、隐私保护和法律合规性等多个维度,对企业的数据业务活动进行全面的合规评估与审查,确保企业符合相关法律法规的要求,避免法律风险的机构。

151. **数据资产评估机构(Data Asset Evaluation Agency)**:是指负责制定和确立数据资产评估标准和方法,并依据这些标准和方法具体执行数据资产评估定价工作,为数据资产的交易、融资、抵押等管理活动提供科学依据,以支持数据要素市场的健康发展的机构。

152. **银行等金融机构(Banks and other Financial Institutions)**:是指通过提供多样化的融资渠道和与数据资产相关的金融产品及服务,积极参与数据资产的市场化运作,助力激活数据要素的经济价值,推动数据资产的金融化进程,如数据资产的抵押贷款、证券化等,为企业和个人提供创新的金融服务机构。

153. **数据相关科研院校(Data-Related Scientific Research Institutions)**:主要是指致力于数据资产入表的理论研究、方法创新和技术支持,为数据要素市场的规划与设计提供专业咨询和建议,以及提供数据资产入表的全流程政策咨询和个性化案例服务工作的相关机构。

154. **数据资产入表的实施路径（Implementation Path of Data Asset Recognition）**：是一个复杂而系统的过程，需要企业全面考虑各个环节和因素，制定科学合理的方案和计划，并严格按照该计划执行。首先明确数据资产入表的目标和意义，接着梳理数据资源的现状和问题，然后制定包含数据分类、价值评估、会计处理等内容的详细方案和计划，最后评估数据资产入表的效果并持续改进。

155. **数据资产计入资产负债表（Data Assets are Recorded in the Balance Sheet）**：是指将符合会计准则规定且具有经济价值的数据资源（包括但不限于数据库、数据分析模型、算法等）作为企业的无形资产进行会计确认和计量。这一做法在标普、邓白氏、环联、路透社等领先的数据企业中得到了广泛应用，这些企业通过严谨的会计处理和充分的信息披露，显著增强了数据资产在财务报表中的透明度和可比性。

156. **基础会计工作的重要性（Importance of Fundamental Accounting Work）**：体现在以下方面。第一，全面且审慎地评估数据资产的规模和价值，从成本、收益及市场接受度等多个维度进行考量，一方面提升全社会对数据要素的认知，另一方面避免引起数据资产泡沫；第二，提高企业数据资产信息披露的质量，企业可以通过梳理并明确内部满足资产确认条件、真正有发展潜力的数据产品来提高数据资产的管理水平；第三，提升报表质量，减少数据要素型企业与投资者之间的信息不对称，进一步推进数据资产化创新应用，帮助企业吸引投资、优化财务结构、提升公司估值等。

157. **数据资产的特点（Characteristics of Data Assets）**：主要是指可能具有的非排他性、高重塑性、价值时变性，以及可访问性、可分析性和潜在价值高等。

158. **数据资产非排他性（Non-exclusivity of Data Assets）**：是指数据资产能够被多个主体、应用或算法同时或先后使用，而不会相互影响或排斥。这种特性使得数据资产能够在不同领域、不同用户之间共享，从而促进了数据的流通和利用。

159. **数据资产高重塑性（High Reshaping Capability of Data Assets）**：是指数据资产具备极高的灵活性和可塑性，能够通过不同的组合、整合与聚合方式，在适当的技术、时间和资源投入下被有效地重新塑造，从而呈现出新的形态，并创造出新的信息和价值。

160. **数据资产价值时变性（Value Temporality of Data Assets）**：是指数据资产的价值

并非固定不变,而是随着应用场景、时间推移、数据质量的波动、市场需求的起伏以及数据产品供给情况的调整等多种因素发生较大变化。这一特性使得数据资产的管理和利用变得更加复杂和具有挑战性,要求企业和个人必须保持高度的敏感性和灵活性,以充分把握数据资产的价值潜力。

161. **产品生命周期(Product Life Cycle)**:是市场营销学中的一个核心概念,它描述了产品从进入市场到退出市场的全过程。这个过程通常被划分为四个主要阶段:导入期(Introduction Stage)、成长期(Growth Stage)、成熟期(Maturity Stage)和衰退期(Decline Stage)。

162. **数据产品具有传统产品生命周期的特征(Characteristics of Data Products' Lifecycle)**:数据产品作为以数据集、数据信息服务、数据应用等形式存在的产品,确实具有传统产品生命周期的特征,但与传统产品相比,数据产品还叠加了独特的广泛可应用性、可复制性带来的易传播性以及数据价值时变性。这些特性使数据产品的生命周期表现出一些独特之处,如数据产品的价值可能随着数据量的增加、算法的优化或市场需求的变化而显著提升,同时其生命周期也可能因为新的数据来源或技术的出现而被延长或缩短。

163. **数据资源化的过程(Process of Data Resourcelization)**:是指企业通过一系列精心设计的加工步骤,将原始数据转化为可重用、可应用的数据资源的关键环节。这一过程包括数据获取、脱敏、清洗、整合、分析、可视化等,旨在形成易于访问、理解和利用的数据集合。数据资源化对于提升企业决策能力、创新能力和市场竞争力具有重要意义。

164. **数据产品的三种形态(Three Forms of Data Products)**:包括数据集、数据信息服务和数据应用。

165. **模型化需求(Modeling Requirements)**:是指通过收集、预处理数据,进行特征选择和工程,来训练和优化模型或算法,以满足特定的性能需求。这是一个在数据科学、机器学习和人工智能等领域中广泛使用的概念。

166. **非直接模型化需求(Non-direct Modeling Requirements)**:是指在数据科学、业务分析和企业决策制定等领域中,那些主要侧重于利用已有模型(或分析)产生的结果(即信息或知识)来支持企业的日常生产经营决策的需求,而非直接参与模型的训练或优化过程。

167. **界面类服务方式(Interface-based Service Mode)**:是指一种基于用户界面的服务

模式。它主要通过用户与界面的交互(包括主动操作、语音控制、手势识别等多种方式)来实现人机交互,从而使用户能够便捷地获取所需的数据或信息。这种方式广泛应用于各种软件和服务中,特别是搜索软件和 SaaS(Software as a Service,软件即服务)等应用中,为用户提供了直观、便捷的访问和使用体验。

168. **非界面类服务方式(Non-interface-based Service Methods)**:是指不依赖于用户界面的交互方式,而是通过软件程序之间的应用程序编程接口(Application Programming Interface,API)或其他服务接口与协议来实现数据传输、信息共享或业务逻辑的处理。这种方式在后台服务、系统集成、数据交换等领域中广泛应用,提供了高效、灵活和自动化的服务手段。

169. **数据资产化(Data Assetization)**:是指企业将数据资产转化为可交易、可计量的经济资源,并通过市场手段确定其公允价值的过程。这一过程充分体现了数据资产的金融属性,旨在将数据资源的潜在价值转化为实际的市场价值,是企业实现数据增值的重要环节。

170. **数据资源入表条件(Conditions for Recognizing Data Resources as Assets)**:是指数据资源被确认为企业资产并纳入财务报表所需满足的条件,主要基于我国的《企业会计准则》及相关的会计处理规定。具体来说,数据资源应同时满足资产的基本定义(即由企业过去的交易或事项形成的、由企业拥有或控制的、预期会给企业带来经济利益的资源)和确认条件(经济利益很可能流入企业、成本或价值能够可靠计量)。此外,数据资源应具有合法性、可辨认性,能在企业的业务活动中发挥作用并带来经济利益,且其成本和价值应能够可靠地计量和报告。

171. **狭义数据资产载体(Narrow Definition of Data Asset Carriers)**:是指用于存储数据资产的物理介质,包括纸张、磁盘、磁带、光盘、硬盘等,以及随着技术不断进步而可能出现的新型存储介质。这些物理介质本身可能具有资产价值,并在某些情况下被归类为固定资产。

172. **广义数据资产载体(Broad Definition of Data Asset Carriers)**:是一个更为宽泛的概念,它不仅涵盖了数据资产生命周期中所有用于存储、传输、处理、分析和使用数据资产的物理介质(如硬件设备和存储设备),还包括了非物理形态的资源(如网络、云计算平台、数据处理软件、数据库系统等)。这一定义既包含了传统的数据存储介质,也扩展到了支持数据流动、处理和应用的各种基础设施和软件环境。

173. **数据资产的确认条件**（**Conditions for Data Asset Recognition**）：

    （1）相关数据资源由外购或在生产经营过程中积累产生，均须符合"由过去的交易或事项形成"这一资产判断要素的要求；

    （2）相关数据资源是由企业拥有或控制的，企业享有某项资源所有权，或者虽然不享有所有权但能持有并控制该资源；

    （3）相关数据资源预期会给企业带来经济利益，且预期经济利益很可能流入企业，这种潜力直接或间接地关联到企业现金及现金等价物的增加；

    （4）相关数据资源的成本或者价值能够可靠计量，企业必须基于实际发生的交易或事项进行会计确认、计量和报告，如实反映符合确认和计量要求的各项会计要素及其他相关信息，保证会计信息真实可靠、内容完整。

174. **广义数据产品**（**Broad Definition of Data Products**）：是指以数据为主要内容或核心服务的产品。这些产品涉及数据采集、预处理、存储与管理、挖掘与分析，直至数据的展现，贯穿于整个数据价值链。它们涵盖了所有与数据相关的技术平台和工具服务，共同支持数据产品的开发、部署与应用。

175. **狭义数据产品**（**Narrow Definition of Data Products**）：是指专注于数据的可视化呈现、数据报告、数据 API 及与大数据应用平台直接相关的产品。这些产品通常直接为数据的最终用户或应用开发者提供服务。

176. **数据产品不一定是数据资产**（**Data Products Not Necessarily Being Data Assets**）：这一观点强调了数据产品在经济价值、成本计量、使用方式以及是否满足资产确认条件（如所有权、可计量性等）等方面，与作为资产的数据之间的区别。在评估数据产品本身的价值时，虽然会考虑其经济利益流入的潜力、成本或价值的计量方式以及使用方式等多个方面，但并非所有数据产品都能因这些特性而自动被视为企业的数据资产。

177. **数据资源成为数据资产需要考虑的三个条件**（**Three Conditions for Data Resources to Become Data Assets**）：数据资源要成为数据资产，必须满足企业对其拥有可控制性（如所有权或控制权）、具有可变现性（即能够为企业带来经济利益）以及成本或价值可量化性（能够以可靠的方式计量）这三个条件。这些条件相互关联、相互支撑，共同构成了数据资产化的基础框架。

178. **数据资产可控制性**（**Controllability of Data Assets**）：是指数据资源必须能够被企业合法合规地拥有或控制。这意味着企业需建立适当的管理政策、安全措施和访问权限来确保数据的有效管理和保护。

179. **数据资产可变现性（Monetizability of Data Assets）**：是指数据资源能为企业带来经济收益，可通过数据交易、分析、挖掘、产品开发及数据驱动的决策等多种方式实现其商业价值。

180. **数据资产可量化性（Quantifiability of Data Assets）**：是指数据资源的价值可以客观且准确地计量，包括对其获取成本、市场价值、预期收益及潜在价值等进行准确量化，以支持资产管理和决策分析。

181. **财务报表数据资产确认的条件（Conditions for Data Asset Recognition on Financial Statements）**：即数据资产入表的条件，主要包括权属明晰、产权完整性、定价合理性、价值显著等。

182. **权属明晰（Ownership Clarity）**：是指数据资产的权属归属必须明确、无争议，且在法律上得到充分的确认和保护，以确保企业对其拥有或控制的权利是清晰、合法且不受挑战的。这涉及数据资产的来源、获取方式以及法律上的权利归属。

183. **产权完整性（Property Right Integrity）**：是指数据资产的产权状态必须完整无缺，不存在重大法律瑕疵或权利受到严重限制的情况。企业在获取数据资产时，应确保数据的产权清晰、无争议，且相关权利（如所有权、使用权、收益权等）未受到严重限制。

184. **定价合理性（Pricing Rationality）**：是指数据资产的价值应能够基于市场接受度、竞争环境、数据的独特性以及合理的定价模型等因素进行合理评估。定价应在合理区间内，以反映数据资产的真实价值，从而确保其在市场上的竞争力。

185. **价值显著（Significant Value）**：是指数据资产应能为企业带来显著的经济利益，这些经济利益可以是直接的（如销售数据产品或服务获得的收入），也可以是间接的（如通过优化运营决策降低成本或提高客户满意度），进而积极影响企业的整体业绩。

186. **后续计量（Subsequent Measurement）**：是指当有充分的证据表明一项已记录的项目（如资产或负债）在初始计量后的价值发生变动时，企业所进行的重新计量。这一过程旨在反映项目在资产负债表上的最新价值，并确保财务报表的准确性和可靠性。

187. **数据资源无形资产处置和报废（Disposal and Scrapping of Intangible Data Assets）**：是指当企业持有的无形资产中涉及的数据资源（如数据库、数据分析软件、数据模型等)预期无法再为企业带来经济利益时,企业应采取的措施,包括将这些资产的账面价值予以转销,并终止确认该项无形资产。

188. **数据资产存货与传统存货的区别(Distinction between Data Asset Inventory and Traditional Inventory)**:数据资产存货与传统存货之间存在显著的区别,这些区别主要体现在非实体和无消耗性、可加工性、形式多样性、多次衍生性、可共享性、零成本复制性、高度依托信息技术和平台(即其存在、处理和应用都高度依赖于信息技术系统和平台)以及价值易变性等方面。

189. **数据产品经营权(Data Product Operating Rights)**:是指会计主体在合法授权下,通过数据的收集、处理、分析及封装等一系列业务流程,将数据资源转化为具有市场价值和交易潜力的数据产品和服务的权利。这一过程不仅实现了数据的经济价值,更为企业的持续发展和创新提供了有力支持。

190. **衍生数据(Derivative Data)**:是指在数据处理流程中产生的一种数据类型,其生成和加工过程涉及信息的提取、转换和增值,类似于企业中对存货的加工和管理。通过持续产生和输送新的数据,并根据业务或市场的需求进行定制化加工处理,会计主体可以形成具有商业价值的衍生数据,并将其应用于具体业务场景或对外销售。

191. **通过外购方式取得并确认为存货的数据资源的采购成本(Purchase Cost of Data Resources Acquired through Purchase for Inventory)**:是一个综合性的费用集合,主要包括购买价格、相关税费(如增值税、关税等)、保险费(用于保障数据在传输和存储过程中的安全)、数据所有权(或版权)鉴证费用、质量评估费用、登记结算费用(如数据交易平台的交易手续费)以及安全管理费用(确保数据在存储和使用过程中的安全性)。这些费用共同构成了数据资源采购的总成本,直接影响着会计主体的财务状况和经营成果。

192. **通过数据加工取得并确认为存货的数据资源的成本(Cost of Data Resources Acquired through Processing for Inventory)**:其成本构成相较于直接外购的数据资源更为复杂。这类成本不仅包括了原始数据获取成本,还涵盖了数据采集、脱敏、清洗、标注、整合、分析、可视化等一系列加工过程所产生的费用,以及为使数据资源能够被使用或适应特定应用场景所发生的其他必要支出。

193. **存货跌价准备计提方法(Inventory Impairment Provisioning Method)**:其核心原则是按照"历史成本减去可回收金额(即进行减值测试)"的方式进行后续计量。

这种方式旨在确保存货在财务报表中的价值反映其当前的经济状况,避免高估资产价值。在进行减值测试时,应考虑存货的预计未来现金流量、市场售价等因素。

194. **存货跌价准备计提时点(Inventory Impairment Provisioning Timing)**:这对于数据资产来说尤为重要。企业需要建立定期评估和触发机制,及时评估新技术等因素对数据资源存货价值的影响,并在必要时及时调整存货跌价准备,以真实反映数据资产的价值状况。考虑到数据资产与传统存货的不同特性,其价值随时间推移而变动的可能性更高,且这种变动往往受到技术进步、市场需求变化、政策调整等多种因素的影响。

195. **数据资源存货的披露规定(Disclosure Requirements for Data Resource Inventory)**:根据《企业数据资源相关会计处理暂行规定》,企业在财务报表附注中应全面、准确、及时地披露数据资源的数量、价值、质量、应用情况等信息,以增强财务报告的透明度和可信度,进而帮助外部使用者更好地理解企业的资产状况和经营成果。

196. **数据资源存货的披露内容(Disclosure Contents for Data Resource Inventory)**:包括数据资产的盈利模式或商业价值实现方式,数据资产所有权和使用权的确权及转移/授予情况,数据资产的会计确认标准和初始计量方法,数据资产后续计量所涉及的方法、假设和输入值来源,数据资产的终止确认标准等。

197. **数据资源入表与土地资源入表(Recognition of Data Resources and Land Resources)**:数据资源入表与土地资源入表均符合现行企业会计准则的要求,在初始核算、后续计量及处置方面均应遵循现行准则。不过,在具体操作过程中,两者关注的焦点和受影响的因素存在差异。相较于土地资源入表需特别关注市场价格的波动、土地规划及政策变动等外部因素的影响,数据资源入表更侧重于准确反映其经济价值及在企业运营中的作用。综上,两者在会计处理上虽遵循统一框架,但各有其独特的考量因素。

（二）数据资产评估

198. **数据资产评估(Data Asset Evaluation)**:是专业领域内对数据资产在特定时间点(即评估基准日)进行客观、公正和科学的评定与估算。这一过程需由资产评估机构及其具有相关专业资质的人员,在严格遵守相关法律、行政法规以及资产评估行业准则的前提下进行。

199. **数据资产评估遵循的法则**(Rules Followed in Data Asset Evaluation)：是指在进行数据资产评估时,必须严格遵守包括法律、行政法规、行业准则及专业操守在内的一系列原则和规范,以确保评估工作的客观性、公正性、合法性和准确性。

200. **数据资产的基本情况**(Basic Situation of Data Assets)：主要包括数据资产的信息属性、法律属性、价值属性等,这些方面共同构成了数据资产的基础框架。

201. **信息属性**(Information Attributes)：是数据本身所具备的特性,影响数据的可用性、准确性和潜在价值,主要包括数据类型、数据结构、数据格式等基础性描述,以及数据规模、存储方式、数据更新周期、产生频率等技术性和动态性特征。这些特性共同影响着数据的时效性和价值评估。(来自"数据资产的基本情况"词条)

202. **法律属性**(Legal Attributes)：是指数据在法律层面所具备的特性,主要涉及数据的权属、权利限制和法律责任等。数据资产的法律属性主要包括授权主体信息、产权持有人信息,以及权利类型、权利范围、权利期限、权利限制等详细的权利信息。(来自"数据资产的基本情况"词条)

203. **价值属性**(Value Attributes)：是指数据在经济和社会层面所具备的价值特性,这些特性决定了数据的潜在价值和市场价值。数据资产的价值属性主要包括数据覆盖地域、数据所属行业、数据应用场景、数据质量、数据稀缺性及可替代性等。(来自"数据资产的基本情况"词条)

204. **数据资产特征**(Data Asset Characteristics)：包括非实体性、依托性、可共享性、可加工性、价值易变性等。

205. **非实体性**(Intangibility)：是指数据资产无实物形态,以电子形式存在,依赖于电子存储介质如硬盘、云存储等。这一特性使得数据资产可以跨越地域限制进行传输和共享。其核心价值完全由数据内容本身决定,且非实体性也衍生出数据资产的无消耗性,即其不会因为使用而磨损、消耗。(来自"数据资产特征"词条)

206. **依托性**(Dependency)：是指数据资产必须依赖于特定的物理或逻辑介质进行存储的特性。这些介质包括硬盘、固态硬盘等物理介质,以及云存储等逻辑介质。同一数据资产可以同时存储于多种介质中。(来自"数据资产特征"词条)

207. **可共享性**(Shareability)：是指在确保数据安全和隐私保护,以及遵守相关法律法规的前提下,通过适当的权限控制和访问管理机制,数据资产可以被合法地复

制、分发,并被多个主体共享和应用。这种特性促进了数据资产的充分利用和价值的最大化。(来自"数据资产特征"词条)

208. **可加工性(Processability)**:是指数据资产可以通过更新、转换、整合、分析、挖掘等处理方式,改变其状态及形态,以满足不同应用需求的能力。(来自"数据资产特征"词条)

209. **价值易变性(Value Variability)**:是指数据资产的价值易发生变化,其价值随应用场景、用户数量、使用频率以及市场需求的波动等的变化而变化。(来自"数据资产特征"词条)

210. **数据资产价值的影响因素(Factors Affecting the Value of Data Assets)**:包括成本因素、场景因素、市场因素和质量因素。

211. **成本因素(Cost Factors)**:包括形成数据资产所涉及的前期费用、直接成本、间接成本、机会成本和相关税费等。(来自"数据资产价值的影响因素"词条)

212. **场景因素(Scene Factors)**:包括场景适配性、商业模式创新潜力、市场前景与增长潜力、财务预测与收益分析、应用风险与合规性等。(来自"数据资产价值的影响因素"词条)

213. **市场因素(Market Factors)**:包括数据资产相关的主要交易市场、市场活跃程度、市场参与者的多样性和行为模式以及市场供求关系等。(来自"数据资产价值的影响因素"词条)

214. **质量因素(Quality Factors)**:包括数据的准确性、一致性、完整性、规范性、时效性和可访问性等。(来自"数据资产价值的影响因素"词条)

215. **准确性(Accuracy)**:是指数据正确反映其描述对象或现象真实状态的程度(来自"质量因素"词条)

216. **一致性(Consistency)**:是指数据项之间及其与描述对象之间在逻辑上的一致性,即数据项之间的关系应严格遵循预定的业务规则或逻辑约束,以确保数据的准确性和合理性。(来自"质量因素"词条)

217. **完整性(Integrity)**:是指数据在收集、处理、存储和传输过程中的完整性,不出现数据项缺失、记录丢失或信息被截断等情况,以确保数据的全面性和可用性。(来自"质量因素"词条)

218. **规范性(Normalization)**:是指数据是否按照统一的格式和标准进行存储和编码,如标准编码规则。(来自"质量因素"词条)

219. **时效性(Timeliness)**：是指数据在有效的时间范围内被及时获取、处理和使用,以满足决策或分析需求的能力。(来自"质量因素"词条)

220. **可访问性(Accessibility)**：是指数据的可访问程度,包括数据的物理可访问性(如存储位置的可达性)和逻辑可访问性(如数据格式的兼容性、访问权限的设置等)。(来自"质量因素"词条)

221. **数据质量的评价方法(Methods for Data Quality Evaluation)**：包括但不限于层次分析法、模糊综合评价法以及基于这些方法的专家评估(如德尔菲法收集专家意见)等。

222. **层次分析法(Analytic Hierarchy Process, AHP)**：是指将与决策问题有关的元素分解成目标、准则、方案等层次,然后基于这些层次进行定性和定量分析,以辅助决策的决策方法。

223. **模糊综合评价法(Fuzzy Comprehensive Evaluation)**：是一种基于模糊数学的综合评价方法。它利用模糊数学的隶属度理论,把定性评价转化为定量评价,并通过数学计算和分析,对受到多种因素制约的事物或对象做出一个总体的、定量的评价。

224. **德尔斐法(Delphi Method)**：是一种结构化的、采用匿名方式征询专家意见的方法。其流程是首先对所要预测的问题征得专家的意见之后,进行整理、归纳、统计,再匿名反馈给各专家,再次征求意见,再集中,再反馈,直至得到一致的意见,最后得出预测结论。

225. **数据资产价值的评估方法(Evaluation Methods for Data Asset Valuation)**：主要包括收益法、成本法和市场法这三种基本且常用的方法,以及它们的衍生方法。

226. **数据资产价值评估方法选择的原则(Principles for Selecting Methods for Data Asset Valuation)**：资产评估专业人员应当综合考虑评估目的、评估对象特性、价值类型要求、资料收集情况等因素,分析成本法、市场法和收益法三种基本评估方法的适用性,并据此选择最合适的评估方法。

227. **收益法(Income Approach)**：也称为收益资本化法、收益还原法,是一种用于评估数据资产价值的重要方法。该方法基于对未来正常净收益的预测,通过选用适当的折现率将未来收益折现至某一特定时点(通常是评估基准日),并将各期折现值累加,得到的现值即作为数据资产的客观合理价值或价格。

228. **成本法(Cost Approach)**：是指基于重新构建或购买与被评估资产具有相同或相

似功能的替代资产所需的成本,即重置成本(当前成本)或历史成本(原始购置成本),来估算资产价值的方法。在评估过程中,该方法会充分考虑资产的折旧或贬值因素。

229. **市场法(Market Approach)**:也称为市场价格比较法,是一种通过比较被评估资产与最近售出的类似资产在交易条件、功能、用途及新旧程度等方面的异同,并参考其市场价格进行适当调整,确定被评估资产价值的评估方法。市场法因其能够直接体现市场供求关系和资产的市场价值而具有较强的直观性和说服力,但前提是市场上存在足够数量且可比的交易案例,且这些案例与被评估资产在关键方面都具有较高的可比性。然而,市场法也可能因市场不活跃、交易案例稀缺或可比性不足等因素而受到限制。

230. **采用收益法评估数据资产注意事项(Matters Needing Attention in Evaluating Data Assets by Income Approach)**:

(1)结合数据资产的历史应用情况、未来发展趋势以及企业的经营状况,深入分析数据资产经济收益的可预测性,并审慎考虑收益法的适用性;

(2)确保预期收益与数据权利类型相匹配,以避免评估偏差;

(3)在估算预期收益时,可根据实际情况灵活选择直接、分成、超额或增量收益预测等方式;

(4)明确区分数据资产和其他资产的收益,细致分析相关预期变动、收益期限,以及与收益相关的成本费用、配套资产、现金流量及风险因素;

(5)综合考虑数据资产应用过程中的管理、流通、数据安全、监管等风险,合理估算折现率,确保评估结果的准确性;

(6)确保折现率与预期收益在逻辑上的一致性,以维护评估逻辑的严密性;

(7)全面考虑数据资产的法律有效期限、合同有效期限、更新时间、时效性、权利状况以及相关产品生命周期等因素,科学合理地确定数据资产的经济寿命或收益期限,并重点关注其在收益期限内的实际贡献。

231. **采用成本法评估数据资产注意事项(Matters Needing Attention in Evaluating Data Assets by Cost Approach)**:

(1)综合考虑形成数据资产所需的全部投入成本,深入分析数据资产价值与这些成本之间的相关性,并审慎考虑成本法的适用性;

(2)准确确定数据资产的重置成本,包括前期费用、直接成本、间接成本、机会成

本和相关税费等所有可能的相关成本;

（3）在确定数据资产价值时,还需充分考虑各种可能影响其价值的因素,并基于这些因素设置合理且科学的调整系数。这些因素主要包括数据的质量、时效性、完整性、可访问性以及数据资产的剩余经济寿命等。针对这些因素,应依据具体情况进行细致的综合分析和量化处理。

232. 采用市场法评估数据资产注意事项（Matters Needing Attention in Evaluating Data Assets by Market Approach）:

（1）全面评估市场环境:首要的是,需确认该数据资产或类似数据资产是否存在一个合法、合规且活跃的公开交易市场,以及市场上是否存在足够数量且具有可比性的案例,从而审慎考虑市场法的适用性;

（2）精心选择可比案例:根据数据资产的具体特点,严格选择具有相同或高度相似数据权利类型、数据交易市场及交易方式、数据规模、应用领域、应用区域及剩余年限等关键属性的可比案例;

（3）细致进行差异分析与调整:全面对比被评估数据资产与所选可比案例在质量、供求关系、交易日期、数据容量等方面的差异,并充分考虑其他可能影响价值的因素。基于这些差异分析,科学合理地确定调整系数,确保调整后的结果能够真实、准确地反映数据资产的实际价值,并进行系统的汇总分析,最终得出科学、合理的价值评估结果。

233. 国有资产评估管理（Evaluation and Management of State-owned Assets）: 依据《国有资产评估管理办法》《企业国有资产评估管理暂行办法》等相关法律法规,国有企业在进行数据资产的改制、合并、分立、破产清算、国有股东股权比例变动、产权转让、整体租赁等产权变动行为,以及涉及数据资产的对外投资、转让、置换、偿还债务等非诉讼性资产处置行为时,均需依据经济行为的具体类型对数据资产或股权的价值进行专业评估。

234. 单独出具数据资产的资产评估报告时应当说明的内容（A Separate Asset Appraisal Report on Data Assets should Include the Following Contents）:

（1）数据资产的基本信息和权利状态,明确数据的来源、类型、权属及合法性等核心信息;

（2）数据质量的评价概述,包括评价目的、评价方法、评价结果及存在的问题分析等;

（3）数据资产的应用场景，以及应用中所涉及的地域限制、领域限制和法律法规约束等；

（4）与数据资产应用场景相关的宏观经济环境、行业发展趋势及未来预测；

（5）清晰列出评估所依据的信息来源，以保证评估结果的可靠性、准确性和可追溯性；

（6）详细说明评估过程中如何利用专家咨询、评审等方法和手段，以及具体引用了哪些专业报告的内容，并明确注明报告的来源、出具单位、发布日期及有效期等关键细节；

（7）提供其他必要的相关信息和说明。

235. **单独出具数据资产的资产评估报告时应当说明评估方法的内容（A Separate Asset Appraisal Report on Data Assets should Explain the Details of the Appraisal Approach）：**

（1）评估方法的选择及其理由：包括所选方法对数据资产特性的适应性、评估目标与评估方法的匹配程度以及评估结果的可靠性等方面的考虑；

（2）重要参数的详细阐述：需详细阐述各重要参数的来源、获取方式、分析过程、比较依据及测算方法，并强调这些参数对评估结果的重要影响及为确保其准确性所采取的措施；

（3）评估结论的形成过程：对测算结果进行分析，形成评估结论；

（4）评估结论的假设前提和限制条件：清晰说明评估结论成立的假设前提和限制条件，以确保评估报告的使用者能够正确理解和应用评估结果。

236. **资产评估的主要程序（Main Procedures of Asset Appraisal）：** 包括制定详细的资产评估计划，进行全面的现场调查以收集关键信息，广泛收集、系统整理并深入分析评估资料，以及依据评定估算结果形成最终结论。

237. **数据资产评估的具体操作（Specific Operations for Data Asset Appraisal）：**

（1）根据资产评估业务的实际需求和具体情况，制订详尽的评估计划，合理确定评估工作的主要步骤、时间进度及资源分配等；

（2）对资产评估业务涉及的评估对象，采用询问、访谈、核对、实地勘查等多种现场调查方式，全面获取资产评估所需资料，深入了解评估对象现状，并重点关注其法律权属；

（3）根据资产评估业务的实际情况，对收集的评估资料进行系统的分析、归纳和

整理,形成评定估算的坚实基础;

(4) 基于评估目的、评估对象、价值类型及资料收集情况,综合分析市场法、收益法和成本法等评估方法的适用性,谨慎选择最合适的评估方法及评估参数进行计算和判断,形成科学、客观、公正的评估结论。

238. **数据资产评估过程中需关注的因素(Factors Needing Attention in the Process of Data Asset Appraisal):**

(1) 根据《数据资产评估指导意见》,需要全面了解和关注数据资产的信息属性、法律属性和价值属性等核心属性;

(2) 信息属性主要包括数据名称、数据结构、数据字典、数据规模、数据周期、数据更新频率及存储方式等;

(3) 法律属性主要包括授权主体信息、产权持有人信息,以及权利来源、权利类型、权利范围、权利期限、权利限制、权利变更、权利转让等权利状态信息;

(4) 价值属性主要包括数据覆盖地域、数据所属行业、数据成本信息(包括收集、处理、存储等直接成本)、数据应用场景、数据质量状况、数据稀缺性及数据的独特性或可替代性等。

239. **数据资产凭证(Data Asset Certificate):**是指数据交易所通过采用区块链技术,将数据资产的原始取得信息、加工脱敏信息、合规性信息、数据质量评价信息、数据资产持有人对权属的明确声明信息、数据资产的交易流转等信息进行记录存档,并赋予数据资产唯一标识编码的一种登记凭证,该凭证使数据资产具备唯一身份标识,有助于保障数据资产在确权、交易、授权和维权过程中的可信度。

240. **数据资产凭证的作用(Function of Data Asset Certificate):**一方面能够厘清权责、节约专业资源,为资产评估提供高度可信的依据;另一方面,通过记载的准确交易信息,基于科学的分类方式和特征标签积累并分析数据资源的交易案例,可以形成丰富的、持续观测的交易案例信息。这些交易案例信息为持续监测数据资产公允价值提供了直观条件,从而便于采用市场法对数据资产进行评估,进而形成更加合理和科学的评估结论。

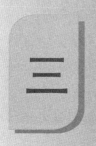

数据资产化与创新应用

（一）数据资产化创新应用

241. **数据资产的创新应用（Innovative Applications of Data Assets）**：是指通过一系列创新手段，将数据资产转化为具有经济价值和科研价值的资产，并通过多种方式进行投融资、风险管理、业务优化、产品创新等多个领域的广泛应用。这种转化和应用过程不仅有助于提升企业的市场竞争力，还能推动数字经济的发展。主要方式包括数据资产增信贷款、出资、融资、资产证券化等。一般来说，数据资产在满足一定评估标准和确保其可信度的基础上，还可以通过数据运营、数据整合分析等多种创新模式参与市场活动。

242. **数据资产使用价值的不对称性（Asymmetry of Data Asset Utilization Value）**：主要体现为不同的市场主体对同一数据资产具有不同的使用价值和价值预期。这种不对称性主要源于数据资产的多维价值属性、市场主体的差异性、数据资产的非排他性和非消耗性、信息不对称以及认知差异等多个方面。这些因素共同作用，导致不同主体在利用同一数据资产时能够实现的经济效益存在显著差异。

243. **数据资产的使用存在外部性（Externality of Data Asset Usage）**：是指数据的作用和价值可能超越其最初收集者或加工者的预期，即同一组数据可以在不同维度上展现出不同的价值和效用。如果我们能不断发掘和开拓新的使用维度，数据的潜在价值就将被逐层放大。这种现象不仅体现在经济价值上，还可能涉及社会、文化等多个层面。

244. **数据资源的三层价值（Three Levels of Value in Data Resources）**：第一层是数据

的应用价值,即数据在直接应用中产生的实际效用;第二层是数据的交易价值,即数据在市场中通过交易所能实现的经济价值;第三层是数据资产的潜在价值,即数据作为一项可管理的经济资源,在经营和管理过程中所能释放的长期经济价值。数据资产的创新应用主要聚焦于最大化这一潜在价值,即通过有效的管理和运营手段,充分挖掘数据资产的经济潜力。

245. **数据资产创新应用的方向(Direction of Innovative Application of Data Assets)**:主要包括数据资产增信、数据资产质押融资、数据资产保理、数据资产保险、数据资产作价入股、数据资产证券化及数据资产信托等。这些创新应用方向旨在探索数据资产在不同经济场景下的应用潜力,促进数据资产的价值实现和流通。

246. **数据资产增信(Data Asset Credit Enhancement)**:是指在现有银行信用贷款体系的基础上,通过评估数据资产的价值,为企业提供更多的融资机会或降低融资成本的一种手段。这一过程将数据资产的价值转化为融资优势,帮助企业获得再生产所需的资金。(来自"数据资产创新应用的方向"词条)

247. **数据资产质押融资(Data Asset Pledge Financing)**:是指企业在现有质押融资体系下,将基于数据产品交易合约的应收账款或具有明确权属和可交易性的数据资产质押给银行,以此作为还款保证,以获取银行贷款。这一创新融资模式充分发挥了数据要素的资产属性,助力企业基于优质数据资产而非主体信用拓宽融资途径,提升融资效率。(来自"数据资产创新应用的方向"词条)

248. **数据资产保理(Data Asset Factoring)**:是指企业将基于数据交易合约的应收账款转让给保理机构,以获得即时的资金支持。这种融资方式旨在通过专业的保理服务,优化企业现金流管理,有效释放数据资产的经济潜力。此外,通过保理机构对应收账款的管理和催收服务,帮助企业降低因客户违约而产生的坏账风险,实现低成本、高效率的融资目标。(来自"数据资产创新应用的方向"词条)

249. **数据资产保险(Data Asset Insurance)**:是指围绕数据资产在流通、交易、应用中的风险管理,为转移或降低由数据相关风险导致的经济损失所开发的数据资产保险产品,如数据设备责任险、高管及关键人员(如开发人员)过失责任险、数据泄露与安全责任险、数据产品合规与质量保证险等。此外,随着金融市场的发展,还涌现出数据资产质押融资保证保险等创新产品,以及"保险+信贷"等跨界融合服务模式,进一步拓展了数据资产保险的应用领域与深度。(来自"数据资产创新应用的方向"词条)

250. **数据资产作价入股（Data Asset Equity Contribution）**：是指企业将其合法拥有的数据资产，经过评估后直接作为出资额，参与其他企业的股权合作，将数据资产的价值以货币形式量化后转换为股权。这一过程旨在激励企业深入挖掘数据资产的内在价值，促进数据的有效利用与共享，为数据资源的共创提供动力，进而推动企业的创新发展。（来自"数据资产创新应用的方向"词条）

251. **数据资产证券化（Data Asset Securitization）**：是指企业以其持有的、具有明确经济价值且未来能产生稳定现金流的数据资源（如用户行为数据、交易数据等）为基础资产，通过精细的结构化设计实现风险隔离和资产重组，进而可能提升资产信用等级，吸引更多投资者。该过程将数据资产预期的未来现金流通过证券化方式转换为可交易的证券形式，随后在资本市场上出售给投资者。这一创新融资方式不仅减少了企业对传统银行信贷的依赖，有效降低了融资成本，还通过将零散的数据资产整合打包，形成标准化、可交易的金融产品，显著增强了数据资产的流动性，并可能提升其市场价值。同时，这一创新融资方式也通过证券化过程中的风险隔离、信用增强等措施，有效降低了投资者因承担风险而要求的额外回报，提高了数据资产的市场认可度，并降低了其市场风险。（来自"数据资产创新应用的方向"词条）

252. **数据资产信托（Data Asset Trust）**：是指将数据资源及数据产品作为信托财产，通过设立信托计划进行管理和运营。该信托旨在实现数据资产的安全保管、价值提升及合规利用，同时借鉴并融合传统信托业务模型，构建一种面向数据资产管理的创新金融模式。近期，作为广西首批公共数据授权运营试点单位的广西电网有限责任公司，携手专业的信托服务提供商中航信托股份有限公司，以及其在能源科技领域的子公司广西电网能源科技有限责任公司，正式签署了数据信托协议，并在北部湾大数据交易中心完成了全国首单数据信托产品的登记及场内交易流程。这一举措不仅标志着数据资产信托业务在国内取得了实质性突破，也开启了数据资产信托业务的新篇章。（来自"数据资产创新应用的方向"词条）

253. **数据资产通证化（Tokenization of Data Assets）**：通证是指在区块链上发行和流通的、代表特定权益的加密数字凭证。它具有以下特性：一是高度流通性，通证能够在区块链网络中自由流动，支持转让、交易、兑换等多种操作，且这些操作可随时随地进行验证，确保其全局流通性；二是数字权益证明，通证能够代表特定的、以数字形式存在且具有某种固有和内在价值的权益,如数字货币、数字门票和特定资产的所有权等;三是强加密性,通证利用智能合约和密码学等技术,确保交易的隐私性、真实性和安全性,同时保障通证系统的稳定运行。

254. **数据资产通证化的基础(Basis for Tokenization of Data Assets)**:一是确保数据资产的有效性与潜在的经济价值。数据资产是由相关经济主体合法拥有并能产生潜在经济价值的资产,但由于其所有权和使用权等权益的界定和转移存在难度,因此可以利用通证化技术来明确这些权益并提升数据资产的有效性。二是数据资产的数字化属性与区块链等通证底层技术的连接。数据资产天然具备数字化属性,这意味着数据资产可以与区块链或分布式账本技术等通证发行和交易的基础技术实现高效、可信的连接绑定。三是推动数据资产与金融市场的融合。通过通证化技术,可以将数据资产与各类金融交易市场连接起来,使数据资产持有方能够更准确地确定资产价格、畅通融资渠道,从而加速数据资产的金融化进程。

255. **数据资产计价入股的四个步骤(Four Steps of Data Assets Pricing Shares)**:包括数据资产登记、数据资产评价、数据资产评估和数据资产入股。

256. **数据资产登记(Data Asset Registration)**:是指由具备资质的专业机构(如数据资产管理机构或政府指定的资产登记部门)开展"数据资产合规性审查",并在政府指定的登记部门或机构完成数据资产的权属、来源、质量等信息的登记,以确保数据资产的合法性和权属清晰。(来自"数据资产计价入股的四个步骤"词条)

257. **数据资产评价(Data Asset Evaluation)**:是指基于数据质量、使用价值、市场潜力等多个维度,根据国家或地方相关标准及行业规范,对数据资产的经济价值、社会价值等进行综合评估,并由第三方机构出具"数据资产评价"报告,对数据资产的管理、交易及投资决策提供依据。(来自"数据资产计价入股的四个步骤"词条)

258. **计价数据资产评估(Valuation Data Asset Appraisal)**:是指在数据资产评价的基础上,由独立的资产评估机构进一步进行详细的量化分析,并出具详细的"数据资产评估"报告,为数据资产的计价、入股及其他经济行为提供精准的量化依据。(来自"数据资产计价入股的四个步骤"词条)

259. **数据资产入股(Shares in Data Assets)**:是指将经过数据资产评估报告评估的数据资产作为注册资本的全部或部分进行投资,结合资金、管理、技术等其他出资方式共同组建公司,并签订"数据资产作价入股合作协议",明确数据资产的估值、权益分配、使用限制及后续管理等条款,以实现数据资产的有效整合与利用。(来自"数据资产计价入股的四个步骤"词条)

260. **数据资产证券化需满足的三个基础条件(Three Basic Conditions for Data Asset Securitization)**:一是企业有明确的数据资产证券化融资需求;二是企业拥有成熟的数据产品或丰富的数据资源,并具备在短期内开发出具有市场价值的数据产品的能力;三是企业正在经营数据相关业务,且该业务能够产生持续、稳定的现金流。

261. **数据资产交易收益分配的两个维度(Two Dimensions of Data Asset Transaction Revenue Distribution)**:一是围绕数据产品的交易过程,涉及数据的采集、加工、流通、应用等环节;二是围绕数据资产的再利用、深加工及价值提升等增值过程。

262. **涉及数据产品的交易过程(Transaction Process Involving Data Products)**:是指根据数据内容的采集、加工、流通、应用等不同环节,对相关主体进行利益分配的过程。根据国家关于数据要素市场发展的相关政策文件(《数据二十条》),应按照"谁投入、谁贡献、谁受益"原则,确保数据价值创造者的劳动报酬与其贡献相匹配,数据要素收益要向数据价值和使用价值的创造者合理倾斜,确保数据价值开发各环节的投入有相应回报。

263. **涉及数据资产的增值过程(Value-added Process Involving Data Assets)**:是指投资者或企业根据对数据资产的资本投入方式确定投入回报途径,同时承担资本投入风险的过程。具体而言,以数据资产作价入股时,可分享数据资产对应的股权分红收益和股权增值收益;通过数据资产质押或保理等融资方式,可获取资金并实现有效利用和增值;而数据资产证券化则允许向合格投资人或机构投资者分享数据资产的分红或权益增值收益,进一步拓宽了数据资产的融资渠道和价值实现方式。

(二) 数据产品供需双方认证及产品挂牌

264. **数据交易服务流程(Data Transaction Service Process)**:交易前包括注册认证、产品登记、产品挂牌与交易准备测试;交易中包括交易签约、产品交付及交易结算;交易后进行凭证发放,并设有纠纷解决机制以应对可能出现的交易问题。

265. **注册认证(Registration and Certification)**：为交易基础环节,包括系统账号注册、交易所审核用户提交的信息、系统实名认证、签署《供需方服务协议》,并向供需双方发放认证证书。

266. **产品登记(Product Registration)**：是指填写《数据产品说明书》、提交《数据产品合规性与安全报告》和《数据产品质量与伦理审查报告》,随后由相关部门审核并生成《数据产品登记证书》,最后向申请人颁发《数据产品登记证书》。

267. **产品挂牌(Product Listing)**：是指准备并完善挂牌信息,包括产品描述、价格、交易条件等,并据此生成《可交易数据产品说明书》。之后,经过交易所或相关平台的审核,产品将被正式挂牌并可供交易。

268. **交易测试(Transaction Testing)**：是指在正式交易前进行的一系列测试活动,包括但不限于概念验证(Proof of Concept, POC)测试,以及性能测试、安全测试等,以确保交易系统的稳定性和数据的安全性。

269. **交易签约(Transaction Signing)**：是指供需双方在确认订单信息无误后,通过电子签名或纸质合同等方式正式签署交易合约,明确双方的权利和义务。

270. **产品交付(Product Delivery)**：主要包括以下三种方式。① 自主交付,即供需双方自行协商并完成交付;② 生态交付,依托特定的交易平台或生态系统进行交付;③ 标准交付,遵循行业或平台制定的标准化流程和规范进行交付。每种交付方式均适用于特定的应用场景,并配有相应的操作流程。

271. **交易结算(Transaction Settlement)**：是指系统根据交易数据生成详细的结算账单,供需双方通过线上支付平台、银行转账等方式完成资金结算,确保交易款项的准确无误。

272. **凭证发放(Issuance of Certificates)**：是指在交易完成后,由数据交易平台或相关机构生成《数据产品交易凭证》,该凭证作为交易完成的法律凭证,由交易双方或指定接收方持有。

273. **纠纷解决(Dispute Resolution)**：是交易流程中可能遇到的重要环节。当交易双方发生争议时,可向相关数据交易所(如上海数据交易所)提出申诉,由交易所进行调解;若调解无果,双方可选择向具有相关资质的仲裁机构提起仲裁,依据相关法律法规和仲裁规则解决争议。

274. **数据产品组织体系(Data Product Organizational System)**：涵盖了从数据资源的收集、处理到最终形成可交易数据产品的全过程,包括数据资源、数据工具、数据服务。在数据产品准备交易前，须进行数据产品登记，并生成《可交易数据产品说明书》作为交易参考。

275. **数据产品组成成分**（**Data Product Components**）：主要包括数据资源、数据工具、数据处理逻辑（包括算法、模型等）、数据服务以及数据产品的最终表现形式（如数据集、API 接口等）。

276. **数据产品登记**（**Data Product Registration**）：主要包括进行合规评估、实施质量评估、颁发数据产品登记凭证以及提供《可交易数据产品说明书》等。

277. **合规评估（数商）**（**Compliance Assessment in Data Commerce**）：包括主体合规性、数据安全管理体系的有效性、数据来源的合法性以及数据产品的可交易性评估。

278. **质量评估（自评）**（**Quality Assessment in Self-assessment**）：包括数据规范性、数据完整性、数据准确性、数据一致性、数据时效性和数据可达性等多个维度的自我检查与评估。

279. **数据产品登记凭证**（**Data Product Registration Certificate**）：是指由数据交易所正式颁发的《数据产品登记证书》，作为数据产品完成注册登记程序的官方证明文件。

280. **《可交易数据产品说明书》**（*Trading Data Product Manual*）：包括基本信息、内容说明、典型使用场景、使用说明、使用条件、产品提供者资质信息、产品价格和数据来源描述。

281. **数据产品挂牌流程**（**Data Product Listing Procedure**）：包括用户注册（含邮箱/手机验证）、实名认证、产品登记、产品审核和产品挂牌。

282. **用户注册**（**User Registration**）：是指填写注册信息并通过基本验证（如邮箱/手机验证）的过程，此过程本身不涉及详细资质审核，但通常随后会进行实名认证。

283. **实名认证**（**Real-name Authentication**）：是指用户需提交身份证明文件（如身份证、护照等），经相关机构或平台审核后，确认用户身份并开通相应权限。

284. **在上海数据交易所进行交易所需提交的材料**（**Materials Required for Conducting Transactions at Shanghai Data Exchange**）：

（1）营业执照（须加盖公章）；

（2）授权委托书（须签字并加盖公章）；

（3）供需双方签订的服务协议（须加盖双方公章）。

285. **数据产品注册、认证及上市流程**（**Data Product Registration, Authentication, and Listing Process**）：包括用户注册、实名认证、产品登记、产品上架、交易合同签署、

产品交付、交易结算及交易凭证发放。

286. **产品基础信息(Basic Product Information)**：包括基本信息(如名称、版本号)、物理特征(如适用,包括存储介质、大小等)、来源描述(如开发方、制造商)、内容概述(功能、特点)、使用条件与限制(如许可协议、技术支持等)等。

287. **产品资质评估文件(Product Qualification Evaluation Document)**：包括合规评估报告(自行上传或选择第三方服务商提供)以及质量评估报告或资产评估报告(根据产品实际情况选择提供)。

288. **产品挂牌所需信息(Information Required for Product Listing)**：包括产品名称、描述、类别、使用案例、产品价格等。

289. **产品登记环节(Product Registration Link)**：是指数据交易所(简称数交所)负责审核供方填写的信息,供方先上传资质信息,经过数交所审核通过后,数交所将向供方发放《数据产品登记证书》。

290. **产品挂牌环节(Product Listing Link)**：包括先填写挂牌信息,然后进行产品登记。在数据交易所或相关机构审核通过后,产品即挂牌成功,且应事先准备好《可交易数据产品说明书》。该说明书需先经过系统初步审核,再由人工进行最终审核。

291. **数据产品资质信息(Data Product Qualification Information)**：包括合规评估报告、质量评估报告和(根据要求的)资产评估报告。

292. **合规评估报告(Compliance Assessment Report)**：主要从公司主体合规、数据来源合法性、数据产品的可交易性、数据产品的流通风险,以及数据保护政策、隐私政策等多个维度,对数据产品进行合规评估。遵循"不合规不挂牌"(即只有合规的数据产品才能进入挂牌流程)和"无场景不交易"(即数据产品必须在有明确应用场景的情况下才能进行交易)的原则。因此,只有经过全面合规评估并确认合法合规的数据产品,才能在数据交易所(如上海数据交易所)完成挂牌。

293. **质量评估报告(Quality Assessment Report)**：主要从定量评价指标、非定量评价指标两个维度进行评估,其中定量评价指标包括数据规范性、数据完整性、数据准确性、数据一致性、数据时效性、数据可访问性等 6 个方面;非定量评价指标则可能涵盖数据可解释性、数据可用性、数据安全性等多个方面。评估可由第三方数据质量评估服务商提供或企业自评。

294. **资产评估报告(Asset Assessment Report)**：该报告为选填项,如需要提供,则须由第三方数据资产评估服务商出具。数据交易所(如上海数据交易所)以推动数据资产化为目标,同时支持数据供方提供数据资产评估报告等其他证明文件,以证明数据产品满足其他资质要求。

295. **认证挂牌材料清单(List of Certification and Listing Materials)**:包括《律所合规评估法律意见书》详版及摘要版(其中摘要版用于公开展示)、《数据产品质量评估报告》、《账号管理人授权委托书》、《上海数据交易所供需双方服务协议》、《上海数据交易所可交易数据产品说明书》、《数据产品交易框架协议》、营业执照复印件、企业标识(Logo)以及账号管理人身份证明文件复印件。

296. **供方交易后台功能概述(Overview of Background Functions of Supplier Transactions)**:供方交易后台系统主要涵盖了一系列核心功能,以支持供应商高效管理其交易活动,包括账号管理、登记管理、挂牌管理、订单管理、账单管理、合同管理、交易管理及需求管理等关键模块。

297. **供方账号管理(Supplier Account Management)**:是指专注于供方账号全面管理的功能模块,包括我的主页、我的账号、实名认证和安全设置。

298. **我的主页—供方(My Homepage—Supplier)**:是指供方企业在特定平台上的业务活动管理中心的模块。它既集中展示企业的认证信息,如各类证明身份和资质的文件,又汇总了与业务活动紧密相关的各类信息,如当前挂牌的商品或服务概览、历史订单记录、已签订合约以及已交付产品或服务的状态反馈,为企业用户提供了全面的业务管理概览。(来自"供方账号管理"词条)

299. **我的账号—供方(My Account—Supplier)**:是指专注于管理供方企业在特定平台或系统上的授权账号信息的模块。这些账号信息包括企业的登录名、密码、安全设置(如密码强度检查、两步验证等),以及账号的当前状态、权限配置和可能的额外验证信息(如邮箱验证、手机绑定等),以确保账号的安全性与使用的便捷性。(来自"供方账号管理"词条)

300. **供方实名认证(Supplier Real Name Authentication)**:是指在互联网服务平台或相关机构进行的一种身份认证过程,旨在核实个人或企业的真实身份信息。对于企业而言,实名认证通常涉及提供企业主体信息(如营业执照、统一社会信用代码等)、法定代表人信息、账号管理人信息以及同意并遵守平台服务协议及相关法律法规等内容,以确保交易的真实性和合法性。(来自"供方账号管理"词条)

301. **供方安全设置（Supplier Security Setting）**：是指在互联网服务平台或相关系统中用于保护供方账户安全的一系列设置。这些设置通常包括登录密码管理（如密码复杂度要求、定期更换密码提示）、登录限制（如 IP 地址限制、登录失败次数限制）、二次验证（如手机验证码、生物识别验证）、账户安全管理（如异常登录提醒、账户冻结与解冻），以及账户注销流程与条件等，旨在全方位保护账户免受未授权访问和潜在的安全威胁。（来自"供方账号管理"词条）

302. **供方登记管理（Supplier Registration Management）**：是指全面记录和管理供方企业各类登记信息的综合性管理流程。它包括但不限于企业基本信息登记、资质证书登记，系列产品登记以及其他与交易活动相关的必要信息登记，以确保企业信息的真实性、准确性和完整性，为后续的交易和管理活动提供有力支持。

303. **供方系列产品登记（Supplier Series Product Registration）**：是指将一组具有相关性和共同特征的产品记录到供方记录系统中的过程。这些记录通常包括系列名称、系列描述、产品编号、规格型号和产品所属的具体行业领域，如金融、交通运输、通信、科创、医疗等。通过系列产品登记，企业可以更有效地组织和展示其产品线，同时也有助于准确划分产品所属的行业类别，以便需求方能够更轻松地了解和识别产品。

304. **供方挂牌管理（Supplier Listing Management）**：是指对供方在特定平台或系统上提交的产品或服务挂牌申请进行全面管理的过程，这包括申请的接收、资质的评估与审核批准、正式的挂牌展示以及后续的状态监控和维护。这一管理活动旨在确保平台上所展示的产品或服务质量上乘，从而确保平台提供高质量的产品或服务，提升平台的信誉度和用户满意度。

305. **我的挂牌（My Listing）**：是指在某一平台或系统上，针对产品或服务的挂牌申请、评估及正式挂牌状态的管理功能。通过"我的挂牌"，用户可以提交挂牌申请，经过流程审核后，可以随时更新或下架已经挂牌的产品或服务。这一功能为供应商提供了一个高效、易用的工具，使他们能够轻松管理自己在平台上的产品或服务展示。（来自"供方挂牌管理"词条）

306. **供方订单管理（Supplier Order Management）**：包括我的订单（用于查看和管理供方的所有订单）和交付工单（用于跟踪和管理订单的交付情况）。

307. **我的订单—供方（My Order—Supplier）**：是指供方能够集中、便捷地查询和统计其所有订单状态的功能模块。订单状态包括从全部订单概览到具体的处理流程,如待确认、已确认、签约中、待付款、交付中及交易完成。此外,还涵盖了已失效和已驳回等特殊状态。通过这项功能,供方可以高效地管理和跟踪订单的进展情况,从而优化供应链管理和客户服务体验。(来自"供方订单管理"词条)

308. **供方交付工单(Supplier Delivery Work Order)**:是指供方用于管理交付过程中产生的工作单据(简称工单)的功能模块。这些工单通常包含交付的具体要求、时间节点、联系方式等信息,并可能涉及多个状态,如待配置、已完成、待交付、交付中、交付完成和交付取消等。这项功能旨在使供方能够准确了解不同工单状态下的情况,以便于跟踪管理、合理调配资源,并迅速响应和处理交付过程中可能出现的问题,确保交付的顺利进行和最终完成。(来自"供方订单管理"词条)

309. **供方账单管理(Supplier Bill Management)**:是指对供方与平台或需求方之间产生的各种费用账单进行全面管理的过程。其主要包括登记服务费账单、供需方服务费账单、交易服务费账单和数据账单。供方账单管理系统通常提供账单生成、审核、支付、查询、对账等功能,确保费用结算的准确性和及时性。

310. **登记服务费(Registration Service Fee)**:是指在特定交易平台上为登记产品或服务所收取的服务费用,该费用涵盖了审核、验证、注册等登记流程中产生的各项成本。(来自"供方账单管理"词条)

311. **供需方服务费—供方(Supply-side Service Fees for Supply and Demand)**:是指在交易过程中,供方根据与需求方或交易平台的协议约定,需要向平台支付的服务费用。供需方服务费账单是记录和确认这些费用支付情况的凭证。(来自"供方账单管理"词条)

312. **供方数据账单(Supplier Data Billing)**:是指在交易过程中生成的基于交易数据的数据账单,用于供方跟踪和管理交易活动。(来自"供方账单管理"词条)

313. **供方交易服务费(Supplier Transaction Service Fee)**:是指在交易过程中,由供方承担的服务费用,这些费用通常用于覆盖交易平台提供的交易支持、安全保障、支付处理等服务。服务费用的具体数额会记录在供方交易服务费账单中。(来自"供方账单管理"词条)

314. **供方合同管理(Supplier Contract Management)**:是指对供方与交易相关方之间所签订合同的全面管理,包括合同的起草、审核、签署、执行、变更、终止以及归档等各个环节。

315. **我的合同(My Contract)**:是供方用户用于查询、管理已有合同及创建新合同的功能模块。此功能允许供方用户查看合同详情,包括企业主体信息、产品名称、合约履约时间、付款信息等关键条款,同时提供合同编辑、续签、终止等操作选项,帮助用户高效地管理其合同生命周期。(来自"供方合同管理"词条)

316. **供方交易管理(Supplier Transaction Management)**:是指对供方参与的交易活动进行全面管理的过程,涵盖交易发起、交易审核、交易支付、交易完成、交易凭证管理等各个环节,以确保交易的顺利进行和有效管理。

317. **交易完成(Transaction Completed)**:是指交易双方已按照约定条件完成了交易的所有必要步骤,此时交易状态标记为完成。这一过程通常涉及交易金额的结算、商品的交付或服务的提供等,并伴随相关数据的记录与分析,以便后续统计和分析交易的完成情况。(来自"供方交易管理"词条)

318. **交易凭证(Transaction Voucher)**:是指在交易过程中产生的、用于证明交易发生及其内容的文件或记录。它通常包含产品名称、交易凭证编号、交易状态、交易双方信息、交易时间、交易金额等关键信息,是交易管理和纠纷解决的重要依据。供方交易管理系统会对这些交易凭证进行记录、存储和管理,以便随时查询和调用。(来自"供方交易管理"词条)

319. **供方需求管理(Supplier Demand Management)**:旨在帮助供方用户有效管理和响应收到的需求。它包含"我的需求""认领需求"等功能模块,以及需方交易后台的功能概述。

320. **我的需求(My Needs)**:是指允许用户发布并管理自己的需求信息的功能模块。用户可以在该模块中填写需求类型、需求标题、需求场景、需求关键词、需求描述、需求预算、需求截止时间和特定限制条件等内容,以便详细记录和追踪自己的需求状态。同时,该模块也支持用户查看、编辑和删除已发布的需求信息,从而实现对需求信息的全面管理。(来自"供方需求管理"词条)

321. **认领需求(Claim Published Requirements)**:是指允许用户通过特定界面或流程认领已发布的需求的功能模块。用户可以在此模块中查看并选择适合自己的需求进行认领,并随后通过相关的状态查询功能了解已认领需求的状态,包括待审核、已驳回和已成功等。这个功能主要用于帮助用户查找和管理自己感兴趣并认领的需求,以及了解这些需求的处理进度。(来自"供方需求管理"词条)

322. **需方交易后台功能概述(Overview of Background Functions of Demand-side Transactions)**:主要涵盖账号管理、订单管理、合同管理、交易管理、登记管理以

及需求管理等核心功能模块。这些模块共同构成了需方在交易过程中的强大后台支持系统,它们分别负责用户身份验证、交易订单的高效处理、合同的签署与严谨管理、交易流程的实时监控、产品/服务的详细登记以及需求的精准发布与快速响应,旨在为需方提供全面、高效的交易支持服务。

323. **我的账号—需方(My Account—Demand-side)**:是指专注于管理需方企业在特定平台或系统上的授权账号信息的模块。这些账号信息包括企业的登录名、密码、安全设置(如密码强度检查、两步验证等),以及账号的当前状态、权限配置和可能的额外验证信息(如邮箱验证、手机绑定等),以确保账号的安全性与使用的便捷性。(来自"需方账号管理"词条)

324. **需方实名认证(Demand-side Real Name Authentication)**:是指在互联网服务平台或相关机构进行的一种身份认证过程,旨在核实个人或企业的真实身份信息。对于企业而言,实名认证通常涉及提供企业主体信息(如营业执照、统一社会信用代码等)、法定代表人信息、账号管理人信息以及同意并遵守平台服务协议及相关法律法规等内容,以确保交易的真实性和合法性。(来自"需方账号管理"词条)

325. **需方安全设置(Demand-side Security Setting)**:是指在互联网服务平台或相关系统中用于保护需方账户安全的一系列设置。这些设置通常包括登录密码管理(如密码复杂度要求、定期更换密码提示)、登录限制(如 IP 地址限制、登录失败次数限制)、二次验证(如手机验证码、指纹识别)、账户保护(如异常登录提醒、账户冻结与解冻),以及账户注销流程与条件等,旨在全方位保护账户免受未授权访问和潜在的安全威胁。(来自"需方账号管理"词条)

326. **需方订单管理(Demand-side Order Management)**:包括购物车(用于暂时存储用户选中的产品,以便后续购买)、我的订单(用于查看和管理用户的订单信息)以及交付工单(用于跟踪和管理订单的交付情况)等功能模块。

327. **购物车(Shopping Cart)**:是指用户可以将他们感兴趣的产品加入其中,以便之后进行交易的一个功能。这个功能允许用户将意向产品暂时保存在购物车中,方便之后的交易和购买流程。(来自"需方订单管理"词条)

328. **我的订单—需方(My Order—Demand-side)**:是指需方能够集中、便捷地全面查询并统计其所有订单最新状态的一个功能。订单状态覆盖了从全部订单概览到具体的处理流程中的各个阶段,包括待确认、已确认、已签约、待付款、交付中,直至交易完成。此外,还涵盖了特殊情况下的已失效和已驳回状态。通过这项功能,需方可以高效地管理和跟踪订单的进展情况,从而优化管理流程并提升服务体验。(来自"需方订单管理"词条)

329. **需方交付工单(Demand-side Delivery Work Order)**:是指需方用于管理交付过程中产生的工单的一个功能。这些工单通常包含交付的具体要求、时间节点、联系方式等信息,并可能涉及多个状态,如待配置、已完成、交付中、交付完成和交付取消等各种状态。这项功能旨在使用户能够准确了解不同工单状态下的情况,以便跟踪管理、合理调配资源,并迅速响应和处理交付过程中可能出现的问题,确保交付的顺利进行和最终完成。(来自"需方订单管理"词条)

330. **需方账单管理(Demand-side Bill Management)**:是指对需方与平台或供方之间产生的各种费用账单进行全面管理的过程。其主要包括供需方服务费账单、数据账单、交易服务费账单。

331. **供需方服务费—需方(Supply and Demand Service Fees—Demand-side)**:是指在交易过程中,需方根据与供方或交易平台的协议约定,需要向供方或平台支付的服务费用。供需方服务费账单是记录和确认这些费用支付情况的凭证。(来自"需方账单管理"词条)

332. **需方数据账单(Demand-side Data Billing)**:是指在交易过程中生成的数据账单,以便需方跟踪和管理交易活动所产生的数据和信息。(来自"需方账单管理"词条)

333. **需方交易服务费(Demand-side Transaction Service Fee)**:是指在交易过程中,由需方承担的服务费用,这些费用通常用于覆盖交易平台提供的交易支持、安全保障、支付处理等服务。这些费用的具体数额会记录在需方交易服务费账单中。(来自"需方账单管理"词条)

334. **需方登记管理(Demand-side Registration Management)**:是指全面记录和管理需方企业的各类登记信息的综合性管理流程。它主要包括系列产品登记,还涵盖了企业基本信息登记、资质证书登记以及其他与交易活动相关的必要信息登记,以确保企业信息的准确性和完整性,为后续的交易和管理活动提供有力支持。

335. **需方系列产品登记(Series Product Registration)**:是指将一组相关产品列入需方登记册或记录表中的过程。这些记录通常包括系列产品的名称、描述和所属的行业领域(如金融、交通运输、通信、科创、医疗等)。通过系列产品登记,企业可以更好地组织和展示其产品线,同时也有助于准确定位产品所属的行业类别,使得需求方能够更容易地了解和识别产品。

（三）《上海数据交易所可交易数据产品说明书》

336. **系列名称（Series Name）**：是指用于标识一组具有共同特征或用途的特定数据集合的名称,这些数据集合可包括但不限于可交易数据。

337. **是否属于语料库（Yes or No Belongs to Corpus）**：若选择"是",则需填写该语料库涉及的模态和应用领域;若选择"否",则无须填写这两项。语料库是指文本、音频、图像、视频等多模态的、可用于大模型训练的大量自然语言数据集合。

338. **模态（Mode）**：是指数据的表现形式,包括但不限于文本、音频、图像、视频(可多选)。

339. **应用领域（Application Area）**：是指数据或技术被应用的主要行业或领域,主要包括科学研究、金融、交通运输、文娱、教育、医疗、法律、农业、工业、制造、商贸服务、信息技术服务、公用事业等(最多选三个)。

340. **产品名称（Product Name）**：是指特定可交易数据产品的名称。

341. **供方名称（Supplier Name）**：是指供方公司的全称。

342. **应用板块（Application Sector）**：是指数据产品主要应用的行业领域,包括但不限于金融、贸易、航运、交通、先进制造等。

343. **来源行业（Source Industry）**：是指数据产品主体所属的行业,包括但不限于金融、交通运输、通信、科创、工业、能源、房地产、医疗、建材装饰、商业贸易、农林牧渔、零售业、电子电器、机械设备、食品饮料、纺织服饰、公共事业、(社会)服务、互联网传媒、教育培训、轻工制造等。

344. **数据主题（Data Theme）**：是指数据产品关注或描述的特定领域、对象或概念,如银行卡信息、天气信息。

345. **产品类型（Product Type）**：是指产品的具体分类,明确为"数据服务"或"数据集"。其中,"数据服务"通常指的是提供数据处理、分析或访问的服务;"数据集"则是指一组结构化的数据集合。

346. **产品描述（Product Description）**：要求输入对产品的整体、客观概括,使得客户清晰了解产品的性能、特点及基本功能等,从而做出明智的购买决策。

347. **关键词(Keywords)**：是指可交易数据产品的关键词描述,便于用户快速查询获取［最多输入三个关键词,每个关键词不超过五个字符(中英文均计),关键词之间以逗号分隔］。

348. **更新频率(Update Frequency)**：是指可交易数据产品进行内容更新或版本迭代的频率。常见的更新频率包括实时更新、按日更新、按月更新等。

349. **覆盖范围(Coverage)**：是指可交易数据产品所涵盖的地域、行业、时间段或其他特定范围的广度。支持上传列表,如支持查询的城市列表、行业分类等。

350. **存储大小(Storage Size)**：是指数据集类型的可交易数据产品所需占用的存储空间大小。

351. **存储增量(Storage Increment)**：是指可交易数据产品的底层存储空间在特定时间段(如每天、每小时等)内增加的大小,该时间段与产品的最快更新频率单位保持一致。

352. **底层数据维度(Underlying Data Dimensions)**：是指数据产品在开发过程中依赖的底层数据所包含的多个独立属性或视角,这些维度可能包括但不限于输入和输出变量,它们共同确保了数据产品的结构完整性和功能实现。

353. **输入字段(Input Fields)**：(仅数据服务类型填写)包括参数名称、字段名称、字段描述及示例值。

354. **参数名称(Parameter Name)**：是指接口文档中定义的标识符,用以对应特定的参数,这些名称可用英文或其他语言书写。

355. **字段名称(Field Name)**：是指字段的唯一标识符,不应重复,可以是字母、数字、下划线或中文字符的组合。

356. **字段描述(Field Description)**：是指对字段含义、用途或约束条件的详细说明。

357. **示例值(Example Value)**：示例值应简短且具有代表性,字符数不宜过多(如上限 500 字),必须确保示例值经过脱敏处理,以保护敏感信息。

358. **输出字段(Output Fields)**：包括序号、参数名称、字段名称、字段描述及示例值。

359. **数据字典(Data Dictionary)**：是指集中存储和管理数据库、数据模型或数据集中所有元素(如表、字段、数据类型等)定义和属性的系统或工具。它详细说明了数据项、数据结构、数据类型、数据长度、数据值范围、数据默认值、数据约束条件、数据流、数据存储、处理逻辑以及外部实体等,旨在为数据库设计、数据建模和数据管理中的各个元素提供详细的说明和参考。

360. **使用案例(Use Case)**：是指可交易数据产品实际使用的案例介绍。在使用案例中,可能涉及敏感信息(如公司名),因此需要进行脱敏处理以保护隐私。

361. **交付方式(Delivery Method)**：是指产品实际选择采用的交付方式,如支持 API、文件配送、可编程沙箱、飞地计算、联邦学习、同态计算、多方安全计算、隔离计算等交付方式。

362. **性能参数(Performance Parameters)**：(当交付方式为 API 接口时填写)用于衡量系统或服务的性能表现,包括每秒查询数、基本耗时时长及最长超时时间。

363. **每秒查询数(Queries Per Second)**：是指每秒处理的查询数量。

364. **平均响应时间(Average Response Time)**：是指接口在正常情况下处理请求并返回响应所需的平均时间。

365. **最长超时时间(Maximum Timeout)**：是指网络接口在未能及时返回响应时,允许的最大等待时间。超过该时间后,请求可能会被中断或返回超时错误。

366. **数据使用范围(Data Usage Scope)**：需要详细列举出主要允许使用或禁止使用的场景。允许使用的场景包括用于互联网小贷、银行小微企业贷的风险评估与管理;禁止使用的场景则明确指出不得将数据用于任何违反法律法规或侵犯个人隐私的用途。或者更简洁地表述为：数据仅用于互联网小贷、银行小微企业贷等风险评估与管理场景。

367. **数据使用方(Authorized User)**：是指被数据提供者或数据所有者授权使用数据产品的对象。例如：数据产品仅供合同约定的使用方,即数据使用方使用。也可表述为：数据产品仅限于授权的数据使用方根据合同条款和条件进行使用。

368. **使用者资质(User Qualification)**：是指对数据使用方的具体资质要求,这些要求通常由数据提供者以及相关法律法规共同设定。例如,"数据仅限于银行、消费金融公司、小贷公司等持牌金融机构使用";"高精地图相关公司禁止使用"。

369. **时间限制(Time Limitation)**：是指数据产品交付后,数据可被使用的有效时长。请选择/填写：

   (1) 实时使用：数据仅限当前会话或请求中有效,不可存储或缓存,以确保数据的即时性和安全性;

   (2) 时长使用：数据在具体指定的日/月/年内使用有效,到期后数据使用权限终止,以避免数据过期后的不当使用;

（3）合同期限内使用：按照服务合同规定的期限使用,到期后数据使用权限终止,以保障双方权益和数据的安全性;

（4）无时间限制使用：在特殊情况下,可能允许数据无时间限制地使用,但这种情况必须明确标注,且需严格遵守相关法律法规,确保数据安全、隐私保护和合规性。

370. **转让限制(Transfer Restriction)**：是指合同项下的所有权利仅限于合同约定的使用方享有,所有义务也仅限于合同约定的使用方承担,未经明确许可,这些权利和义务不得转让。

371. **其他限制(Other Restrictions)**：是指除上述明确列出的限制条件外,还可能存在的影响使用方式、范围或条件的其他附加限制。

372. **来源说明(Source Description)**：包括输出字段的序号及该字段数据来源的详细描述,旨在提供数据的出处,以便理解和追溯。

373. **来源分类(Source Classification)**：是指明确区分数据来源的四种主要类型,包括自行生产数据(指由数据所有者非公开地自行生成或创造的数据)、协议获得数据(指通过合同、协议等方式从其他方非公开地获得的数据)、公开收集数据(指从公共数据库、公开发表的文献等渠道公开获取的数据)以及从其他途径合法获得的数据。

374. **产品价格数据服务(Product Pricing Data Service)**：包含购买方式指导、实时价格查询、使用情况追踪、测试版本获取以及免费测试次数的管理等。

375. **按次购买价格(Per-purchase Price)**：每次查询数据或使用数据的单价为＿＿＿元,支持阶梯定价模式,即随着查询数据或使用数据次数的增加,单价按预定阶梯逐步降低。

376. **按时长购买价格(Timed Purchase Price)**：每小时/天/月等的单价为＿＿＿元,支持阶梯定价模式,即根据购买的时间长度,用户可以获得不同的费率,但有封顶时长限制。

377. **产品价格数据集(Product Pricing Data Set)**：包含购买方式、价格、测试版本获取、免费测试次数等。

378. **全量购买价格(Full Data Purchase Price)**：是指全数据集购买价格或无限制数据使用价格,为人民币＿＿＿元。

379. **按条购买价格(Price per Item)**：为人民币＿＿＿元/条。

380. **产品价格(Product Pricing)**：是指产品的售价或购买成本，它可能受到多种因素的影响，包括但不限于市场供需关系、产品成本、竞争状况以及交易模式(非议价、可议价及面议模式)。

381. **非议价(Fixed Price)**：是指供方在挂牌时明确设定产品的固定价格(即定价)，需方在下单时必须直接接受该价格，无法修改订单中的产品价格。

382. **可议价(Negotiable Price)**：是指供方在挂牌时提供一个初始报价(或标价)，需方在下单时可以选择直接接受该价格，或提出一个议价请求，并与供方进行价格谈判。

383. **面议(Face-to-Face Negotiation)**：是指供方在挂牌时不提供具体的参考价格，需方在下单前需与供方进行直接的价格谈判，并在达成一致后确定订单价格。

四 数据质量与合规性

（一）数据质量评估

384. **数据质量的评估流程（Data Quality Assessment Process）**：首先,确定要检测的数据质量指标和评估规则;其次,通过自动化程序或工具对数据进行质量检测和评估;再次,根据评估规则计算各分项指标的值,并通过合适的质量评价方法及权重分配方案,以各分项指标为基础,形成系统综合得分;最后,根据评分结果,确定一个合理的数据质量评价等级。

385. **数据资产的质量评估（Data Asset Quality Assessment）**：主要通过数据的准确性、一致性、完整性、规范性、时效性和可访问性等要素进行衡量。值得注意的是,稀缺性和应用场景多样性虽为数据资产的重要特征,但均不属于数据资产的质量要素。在明确数据资产的质量要素时,需注意不要与数据资产的其他特征相混淆。

386. **数据质量评价指标（Data Quality Evaluation Indicators）**：受行业领域、数据类型和应用目的等因素的影响,各领域在指标体系方面都有所不同。然而,总体而言,数据质量评价指标体系仍可普遍地划分为定量指标和非定量指标(也称为定性指标)两个方面。

387. **数据质量指标（Data Quantitative Indicators）**：包括数据的规范性、完整性、准确性、一致性、时效性及可访问性。

388. **数据规范性（Data Standardization）**：是指数据内容的表达符合国内外相关规范、标准的程度,用于评估(或衡量)数据按统一规范和标准进行表达的程度。其包括值域合规率、元数据合规率、格式合规率。

389. **数据完整性（Data Integrity）**：是指确保数据在传输、存储和处理过程中保持准确、一致且没有丢失或损坏的程度。其包括实体完整性、引用完整性和域完整性。具体指标包括元素填充率、记录填充率、数据项填充率。

390. **数据准确性（Data Accuracy）**：是指数据与实际相符，没有误差的程度，以确保数据的无误和可靠。其包括内容准确率、数据精度、记录重复率及脏数据出现率。

391. **数据一致性（Data Consistency）**：是指在一个数据系统中，各个数据元素、数据结构以及数据操作之间保持一致的状态。在数据库管理系统中，这意味着数据库中的数据在逻辑上是一致的，即数据之间的关联关系是正确的，且数据本身没有自相矛盾或不一致。在分布式系统中，数据一致性则要求多个节点中存储的数据副本之间保持相同的状态和值，以确保数据的准确性和可靠性。

392. **数据时效性（Data Timeliness）**：是指数据的更新频率和数据更新的及时程度，包括周期及时性（即数据按照预定周期更新的能力）和实时及时性（即数据能够即时反映当前状态或变化的能力）。

393. **数据可达性（Data Accessibility）**：是指数据被用户或系统访问、使用和理解的便利程度，包括数据的可获取性、易用性，以及数据访问的权限控制和安全标准。数据可达性是衡量数据质量和服务质量的重要指标之一，它直接影响数据的有效利用和决策制定的效率。

394. **数据质量非定量指标（Non-quantitative Data Quality Indicators）**：是指提供数据概括性的、非定量的质量信息，包括数据的固有特性、说明性质量、可访问性质量及数据的背景或环境相关性质量。

395. **数据固有特性（Intrinsic Characteristics of Data）**：包括八项指标，即数据的目的性、专用性、持续性、可信性、客观性、可靠性、时效性和多样性。

396. **数据说明性质量（Descriptive Quality of Data）**：包括三项指标，即可解释性、简明性和易懂性。

397. **数据可访问性质量（Accessibility Quality of Data）**：包括两项指标，即可访问的便捷性和安全性。

398. **数据环境性质量（Environmental Quality of Data）**：包括五项指标，即数据的相关性、适用性、适量性、易操作性和广泛性。

（二）数据产品合规性评估

399. **数据产品合规评估**（**Compliance Assessment of Data Products**）：是指对数据产品的数据来源、数据内容、数据用途、数据的传输与存储安全以及数据产品提供者的资质与注册信息、数据保护政策及其实施情况等内容进行合规性评估。

400. **数据产品合规评估流程**（**Data Product Compliance Assessment Process**）：是指针对数据产品，依据相关法律法规及行业标准，按照一定程序系统地开展的一系列合规性审查、验证与评估过程。该流程通常包括以下几个关键步骤：合规评估准备、尽职调查、合规差距分析、问题整改及最终报告出具。

401. **合规评估准备**（**Compliance Assessment Preparation**）：包括前期组建评估团队，明确评估对象和评估范围，并制订评估计划。

402. **尽职调查**（**Due Diligence**）：是指通过问卷调查、文件查阅、人员访谈等多种方式，对数据产品及其交易的合规性进行详尽尽职调查。

403. **合规差距分析**（**Compliance Gap Analysis**）：是指将数据产品或交易的现状与现行法律规范进行差距比较，识别存在的合规差距或不足，并据此列出相应的问题清单。

404. **问题整改**（**Remediation**）：是指针对评估过程中发现的合规差距，向被评估方提出整改建议，并协助被评估方进行整改优化。

405. **报告出具**（**Report Issuance**）：是指基于整改结果及整体评估情况，对整改后的数据交易或拟上架产品的合规性，出具合规评估报告或提供法律意见书。

406. **场内数据交易合规评估要点**（**Compliance Evaluation Key Points of On-site Data Transaction**）：包括交易标的、交易主体、交易安全、交易约定以及数据出境的合规性。

407. **交易标的的评估**（**Assessment of Transaction Object**）：主要围绕数据类型、内容、来源及用途四个维度进行。

408. **数据类型合规评估**（**Compliance Assessment of Data Types**）：是指针对拟交易数据的类型进行合规审查，旨在确定数据产品所含具体数据字段，判断数据的合规性质以及需要承担的相关合规义务。

409. **数据内容合规评估**（**Compliance Assessment of Data Content**）：是指评估数据产

品交付物内容的合规性,确保其不包含侵害他人知识产权、未经授权的敏感个人信息、商业机密披露以及原供方禁止转售或公开的数据等违法违规内容。

410. **数据来源合规评估（Compliance Assessment of Data Source）**：是指对数据字段来源的合法性进行的合规考察,其在数据产品合规性评估中至关重要。数据来源不合法或不合规,可能导致该数据产品被判定为不合规,进而无法进入市场进行交易。

411. **数据用途合规评估（Compliance Assessment of Data Usage）**：是指在各种数据使用场景中,要采取系统化的风险管理流程对数据用途进行审查和评估,通过审查交易合同和宣传物料中对数据产品使用场景和目的的描述,来确保数据产品的实际使用场景与合同约定和宣传描述一致,并且其使用方式未违反相关法律法规的规定。

412. **交易主体合规评估（Compliance Assessment of Transaction Entities）**：主要评估数据交易的购买方和提供方两类主体的合规性。

413. **数据提供方基本情况合规评估（Compliance Assessment of Data Provider's Basic Situation）**：是指对数据交易提供方的基本情况进行审查,旨在确认其是合法存续的民事法律主体,并且具备处理拟交易数据类型所需资质。评估内容包括但不限于以下 6 个方面:

（1）数据提供方的基本信息和存续情况;

（2）股权架构和实际控制人信息;

（3）是否为关键信息基础设施运营者等特殊主体;

（4）整体业务情况;

（5）数据产品所涉及的业务领域是否需要特定的行政前置许可,以及数据提供方是否已合法取得这些许可;

（6）数据安全与隐私保护措施的有效性。

414. **数据购买方基本情况合规评估（Compliance Assessment of Data Purchaser's Basic Situation）**：对数据交易购买方基本情况审查的主要目的是确认数据购买方为合法的民事法律主体,并具备处理拟交易数据类型所需的相应资质。评估主要围绕以下内容展开:

（1）数据购买方的基本信息、存续情况;

（2）股权架构和实际控制人信息;

（3）整体业务情况；

（4）数据购买方处理数据的目的、方式和范围；

（5）数据购买方使用拟交易数据的场景，以及是否需取得相应的资质或许可。

415. **数据交易安全合规评估**（Compliance Assessment of Data Transaction Security）：是指对数据交易全链条中涉及的安全性和合规性进行全面评估，包括但不限于数据提供方的数据安全交付能力、数据传输过程中的加密和防篡改措施、数据接收和存储的安全性、数据存储和处理的安全性，以及数据交易双方的安全策略和制度执行情况。此评估旨在确保数据交易过程中的数据安全性、隐私保护及合规性，防止数据泄露、滥用和非法传输。

416. **数据提供方的安全保障能力审查**（Security Capability Assessment of Data Provider）：包括物理、应用及网络环境安全，存储安全，传输安全，管理制度及能力证明。

417. **物理、应用及网络环境安全审查**（Physical，Application，and Network Environment Security Audit）：包括机房安全、访问权限控制、日志管理、网络监控与防病毒措施、应用安全更新管理、代码审计、渗透测试、防入侵系统与恶意代码防护。

418. **存储安全审查**（Storage Security Review）：是指从存储介质、存储空间控制、数据去标识化处理、数据加密、数据备份、权限管理等维度确认数据存储的安全性。

419. **传输安全审查**（Transmission Security Review）：是指采用身份验证、数据加密技术［如高级加密标准（Advanced Encryption Standard，AES）算法］以及 HTTPS 加密通道等措施确保数据传输的安全性。

420. **数据安全管理体系审查**（Data Security Management System Review）：是指对涉及数据处理的企业或组织内部的数据安全管理体系进行全面、系统的评估与审核过程。这一过程具体涵盖以下几个方面：数据安全组织架构与职责划分；数据分类分级管理制度；数据安全应急管理制度与预案；员工数据处理行为规范与监控等。

421. **能力证明审查**（Capability Certification Review）：是指对组织或企业在数据安全保障方面的能力进行审查的过程，以验证其数据安全保障能力的有效性和合规性，包括但不限于等级保护证明、数据安全合规审计报告、数据安全能力认证等。

422. **数据交易过程安全审查**（Data Transaction Process Security Review）：是指对数据交易过程中涉及的安全保障措施进行全面评估的过程。该审查旨在确保数据从提供方安全、合规地传输至购买方,并关注数据交付后购买方对数据的存储和管理安全性。具体而言,审查内容包括但不限于:确保数据传输链路的安全性,评估数据购买方在数据存储、管理和使用方面的安全措施(包括核实其具备相应的数据安全能力证明),确认双方对交易记录采取了合理的管理措施,以及在此基础上,实现对数据交易过程中及交付后安全情况的全面把握,确保数据的合规交付与安全使用。

423. **交易约定合规评估(Transaction Agreement Compliance Assessment)**:是指数据交易双方在拟签署的数据交易合同中,就安全保障义务、数据处理限制、安全事件应急处理等内容是否进行明确且符合法律法规要求的约定进行的评估。这对于场内数据交易的合规性至关重要。针对交易双方的合同约定,需重点围绕以下内容开展评估工作:

(1) 安全保障义务:是否明确约定双方对拟交易数据应采取的安全保障措施;

(2) 使用限定与约束:是否明确约定拟交易数据的使用目的、方式、范围,是否明确对购买方限定数据使用场景,并设置约束机制;

(3) 数据存储:是否明确约定数据交付后存储的地点、存储期限及相应的安全要求;

(4) 数据再转移限制:是否明确约定对数据再转移进行限制;

(5) 应急处置措施:是否明确约定在发生数据安全事件后,双方应采取的应急处置措施;

(6) 个人信息权利保护及行使:涉及个人信息的,是否明确约定个人信息主体行使权利的具体途径、方式及时间要求。

此外,还需评估合同中是否明确包含对跨境数据传输的特别规定,以确保数据跨境流动的合规性。

424. **出境业务合规评估(Compliance Assessment of Outbound Business)**:是指在数据全生命周期中,针对可能涉及的数据出境情形,需关注其是否履行数据出境相关的合规要求。评估工作需围绕以下关键维度展开:

(1) 交易标的内容评估:确认交易标的是否涉及(敏感)个人信息、重要数据;

(2) 交易主体身份审查:核实交易主体是否为特殊义务主体,如关键信息基础设施运营者及(在特定时间范围内)处理超过规定数量个人信息的数据处理者等;

（3）数据类型与存储义务：分析交易标的是否涉及需履行境内存储义务的数据类型，如人类遗传资源信息、人口健康信息、个人信用信息、地图数据、网约车业务数据（如涉及乘客健康信息）等；

（4）个人信息出境路径与保护：若交易涉及个人信息出境，需严格审查是否满足《个人信息保护法》所要求的出境路径要求（如通过国家网信部门组织的数据出境安全评估、取得个人信息保护认证、签订个人信息出境标准合同），并履行个人信息保护影响评估义务。

五 医疗数据应用与技术

（一）医疗数据的应用

425. **医疗健康大数据（Medical and Health Big Data）**：这是一个广泛的概念，通常可以细分为几个关键领域，包括但不限于医疗大数据、健康大数据、生物大数据、经营运营大数据四个方面。

426. **医疗大数据（Medical Big Data）**：特指在医疗健康领域内，尤其在医院等医疗及相关机构中产生的大规模数据集合。这些数据与诊断、治疗及患者健康管理紧密相关，包括但不限于电子病历、医学影像资料、实验室检查结果、部分生物信息数据、健康监测记录、医生的诊断意见及治疗方案、患者满意度调查、医疗设备使用情况、医院管理数据等。

427. **健康大数据（Health Big Data）**：是指在与健康管理相关的各种场景中产生的，与个体或群体健康状况、健康行为、健康服务利用等相关的海量数据集合。这些场景包括但不限于社区卫生服务中心、家庭医生签约服务平台、互联网医院、个人健康设备（如智能手环、健康 App）、健康保险公司、健康管理机构等。

428. **生物大数据（Biological Big Data）**：是指在生命科学研究中，通过高通量测序、蛋白质组学、代谢组学、转录组学、表观遗传学、结构生物学等多种技术手段产生的，与生物体遗传信息、蛋白质功能、代谢过程等相关的海量、多样且复杂的数据集合。这些数据对于揭示生命奥秘、理解疾病机制、开发新药物、推动精准医疗等具有不可估量的价值。

429. **医药运营大数据（Operational Big Data）**：是指在医药行业的生产、流通、医保结算、药品监管、医疗机构采购及患者用药记录等全产业链环节中产生的,与医药行业经营管理及运营流程紧密相关的海量数据集合。

430. **医疗数据特点(Characteristics of Medical Data)**:医疗数据具有规模巨大、结构多样[包括非结构化数据(如医学影像、医生手写病历)和半结构化数据(如 XML 格式的实验室报告)等]、增长快速以及价值巨大等特点。

431. **医疗数据类型(Types of Medical Data)**:包括个人健康记录、病历资料、人口健康信息、人类遗传资源、处方数据、医疗器械数据、药品数据、临床试验数据等,以及由这些数据汇聚而成的健康医疗大数据。

432. **医疗数据的主要来源(Primary Sources of Medical Data)**:是指患者在医疗机构接受诊疗服务过程中产生的临床信息、临床试验数据、实验室检测结果、制药企业(药物研发)和生命科学领域的研究数据、智能穿戴设备及其他个人健康监测设备产生的个人健康监测数据。

433. **实体医疗机构信息收集(Collection of Information from Physical Medical Institutions)**:是一种直接信息收集模式,该模式需遵循多方面的合规要求。其主要依据是《医疗机构病历管理规定》等相关法律法规,要求医疗机构必须建立患者病历管理制度。在收集患者信息时,医疗机构需在合法、正当、必要的前提下,严格遵守隐私保护原则,并充分告知患者信息收集的目的、方式、范围以及可能的风险,征得患者的明确同意。这一过程不仅受部门规章的规范,还受到更广泛法律法规的约束,旨在全面保护患者的合法权益和隐私安全。

434. **医疗信息用途(Purposes of Medical Information)**:医疗信息不仅用于相关临床研究和查询,还广泛用于患者个人健康管理、医疗保险理赔审核、公共卫生监测与预警、疾病预防与控制,以及促进医疗机构之间或者医疗机构与医药企业、医疗器械设备制造商之间的信息共享和沟通。

435. **《关于促进"互联网+健康医疗"发展的意见》精神(Essence of the Opinions on Promoting the Development of "Internet Plus Healthcare")**:该文件强调,强化人口、公共卫生、医疗服务、医疗保障、药品供应、综合管理等数据采集,畅通部门、区域、行业之间的数据共享通道,促进全民健康信息共享应用。大力提升医疗机构信息化应用水平,健全基于互联网、大数据技术的分级诊疗信息系统,推动各级医院逐步实现电子健康档案、电子病历、检验检查结果的共享,以及在不同层级医疗卫生机构间的授权使用。

436. **互联网医院数据收集的两种模式**（**Two Models of Data Collection in Internet Hospitals**）：一种是直接获取模式，互联网医院在经营范围内对线上诊疗数据进行收集；另一种是间接获取模式，互联网医院通过与线下实体医院合作对健康医疗数据进行收集。

437. **互联网医院直接收集患者数据的两种方式**（**Two Ways to Collect Patient Data Directly in Internet Hospitals**）：一种是直接通过互联网医院线上诊疗获取患者信息；另一种是在未与线下实体医疗机构合作且未在线上平台进行诊疗的情况下，通过线下方式向患者征求同意并收集医疗信息。

438. **互联网医院数据收集的间接获取模式**（**Indirect Acquisition Mode of Data Collection in Internet Hospitals**）：是指互联网医院与线下实体医院合作获取健康医疗数据的模式，包括与依托实体医院合作，以及与合作医院或科室合作获取患者医疗信息。

439. **医疗数据应用场景**（**Medical Data Application Scenarios**）：涵盖多个方面，其中核心应用场景最为重要，此外还包括与医疗服务紧密相关的各类数据应用场景。

440. **核心应用场景**（**Core Application Scenarios**）：主要涉及对临床诊疗活动的直接支持，包括但不限于疾病诊断、治疗方案制定、治疗效果评估以及患者随访管理等。这些场景是医疗数据应用的核心，对提升医疗服务质量至关重要。

441. **其他医疗服务相关数据应用**（**Other Medical Service-Related Data Applications**）：是指基于医疗机构自身业务管理及监管需求，对已收集或即将收集的数据进行处理，并将处理结果应用于业务及管理的科学决策、健康管理服务、公共卫生管理（如疾病监测、疫情防控等）、临床研究或试验、药品研发与评估、医疗器械效果评估等学术及科学研究活动。此外，还包括响应监管机关要求的数据上报（如医疗事故、医疗纠纷、药品不良反应和不良事件等）的合规处理。

442. **医疗数据法律法规框架**（**Core Legal and Regulatory Framework of Medical Data**）：主要包括《网络安全法》《个人信息保护法》《数据安全法》《生物安全法》等法律，以及《国家健康医疗大数据标准、安全和服务管理办法（试行）》《医疗机构病历管理规定（最新修订版）》《人类遗传资源管理条例》等相关法规和管理办法。

443. **医疗数据监管合规要点**（**Key Points of Medical Data Supervision and Compliance**）：在处理医疗数据时，需遵循《网络安全法》《个人信息保护法》《数据安全法》《生物安全法》等相关法规的监管要求。这些法规文件在医疗数据监管方面各有侧重,相互补充,共同构成了医疗数据监管的框架。因此,需根据数据类型的不同,明确并遵循各自对应的监管要求和标准,以确保医疗数据的合法、安全处理与使用。同时,还需注意各项法规之间的协调性和一致性,避免因法规冲突而导致的合规风险。

444. **医疗数据违规行为的法律后果(Legal Consequences of Medical Data Violation)**:是指医疗机构在运营过程中,若存在违规收集、违规存储、违规传输(包括跨境传输)、未经授权访问、篡改、销毁或违规使用医疗数据等行为,涉及个人信息、敏感个人信息、人类遗传资源信息等,可能会承担包括但不限于民事赔偿、行政处罚、刑事责任,以及行业禁入、信用惩戒、业务限制或停止等法律后果。这些后果旨在保护个人隐私、确保医疗数据安全,并促进医疗行业的健康发展。

(二)AI、IT 及数据技术

445. **A/B 测试(A/B Test)**:是一种在线营销或网站优化中常用的受控实验,用于比较系统或模型的两个变体 A 和 B,以评估不同变体的性能或用户接受度。

446. **标注(Annotation)**:是附加到一条数据之上的元数据,用于提供关于该数据的额外信息或解释。这些标注通常由人工标注员提供,也可以是自动化或半自动化过程生成的。

447. **标注员(Annotator)**:是负责为数据提供标注信息的人员,他们通过人工方式对数据进行分析并添加相应的元数据,以提高数据的质量和可用性,以便于机器学习模型或其他数据分析工具能够更好地处理和利用这些数据。

448. **贝叶斯定理(Bayes' Theorem)**:是指基于先验概率和给定新证据下的条件概率来计算后验概率的一个著名定理,用于更新某个事件在给定新信息后的概率估计。

449. **边界框(Bounding Box)**:是指用于包围一组点或一个对象的最小矩形(或其他形状)区域,但在特定应用中也可能采用其他形状。

450. **半监督学习(Semi-Supervised Learning)**:是一种结合了监督学习和无监督学习特点的学习方法。它不仅能够利用少量的已标记实例进行训练,还能有效利用大量未标记数据进行学习,以提高模型的泛化能力。

451. **不确定性(Uncertainty)**：是指由于信息不足、实验结果的随机性或系统本身的复杂性，无法准确预测或测定某一事件、变量或参数的确切值，而通常通过给出一个可能的值域或概率分布来描述。

452. **长短期记忆网络(Long Short-Term Memory，LSTM)**：是递归神经网络的一种变体，通过其特殊的门控机制，有效解决梯度消失或梯度爆炸问题，尤其适用于处理需要长期依赖关系的序列数据任务。

453. **测试(Testing)**：是指在监督机器学习情境中，使用与训练过程独立且不同的数据集（即测试集）来评估模型最终性能的过程。这一过程旨在验证模型在未见过的数据上的泛化能力，确保模型不仅能在训练数据上表现良好，也能在实际应用中有效工作。

454. **测试数据(Test Data)**：是指在模型训练完成后，用于评估模型性能的独立数据子集。这些数据在模型训练过程中未被使用，以确保评估结果的客观性和准确性。数据科学家在选择测试数据时，应确保其能够代表实际应用场景中的数据分布。

455. **隐藏层(Hidden Layer)**：是指人工神经网络中的一系列人工神经元组成的集合，负责接收前一层人工神经元的输出作为输入，并产生自己的输出传递给下一层。隐藏层是神经网络中介于输入层和输出层之间的中间层，其输出不直接作为网络的最终输出，而是作为内部处理的一部分，用于提取和转换输入数据的特征。

456. **超参数与超参数优化(Hyperparameter and Hyperparameter Optimization)**：超参数是指在模型训练开始前或训练过程中需要人为设定的参数，它们控制了模型的某些关键行为，如学习率、层数以及每层的人工神经元数量等。这些参数的值不是在训练过程中自动学习得到的，而是必须根据问题的具体情况、先验知识或实验结果来手动设定。超参数优化则是指寻找最优超参数组合的过程，旨在提高模型在未见过的数据上的性能。这一过程可以通过手动调整、网格搜索、随机搜索或更高级的算法（如贝叶斯优化）来实现。

457. **多模式学习(Multi-Modal Learning)**：是机器学习的一个子领域，旨在将多模式信号进行整合解释，并通过构建模型来处理和关联这些多源数据类型，从而实现对数据的更全面理解和深入分析。

458. **多任务学习(Multi-Task Learning)**：是机器学习的一个子领域，旨在通过同时学习多个相关任务来提高模型的整体性能。这种方法通过共享不同任务之间的表示(即模型的某些部分或层)来利用任务之间的共同信息,从而实现对多个任务的更有效学习。

459. **递归神经网络(Recurrent Neural Network,RNN)**:是人工神经网络的类别之一,其人工神经元之间的连接沿着时间序列动态地展开,赋予网络处理顺序数据(如时间序列、文本等)的能力。递归神经网络通过维护一个内部状态(也称为记忆),能够捕获数据中的时序依赖关系,并使用这一状态来影响后续输入的处理。

460. **第一类错误(Type I Error)**:在假设检验中,第一类错误也称为误报,是错误地拒绝了实际上为真的零假设(H0),为"弃真"的错误。

461. **第二类错误(Type II Error)**:在假设检验中,第二类错误也称为漏报,是接受实际上不成立的零假设(H0),为"存伪"的错误。

462. **F 得分(F-Score)**:是衡量模型性能的一个综合指标,特别适用于需要同时考虑准确率和召回率的场景。它是准确率和召回率的加权调和平均数,$F1$ 分数是 $\beta = 1$ 时的 F 得分,用于平衡两者的重要性。F 得分的最大值为 1,表示模型在准确率和召回率上都达到了完美;虽然理论上 F 得分可以接近 0(在极端不平衡的情况下),但在实际应用中,它很少会达到这个极端值。

463. **反向传播与基于时间的反向传播(Backpropagation and Backpropagation Through Time)**:反向传播是指多层前馈神经网络中用于训练网络并计算权重梯度的一种方法。基于时间的反向传播是反向传播在递归神经网络中的一个特殊应用,特别适用于处理序列数据。

464. **方差(Variance)**:是指用于衡量数据变化或分散程度的统计量,它是各数据与其均值之差的平方的平均数。

465. **分类(Classification)**:是指将输入变量根据一定规则或算法映射到离散输出类别的任务,即确定特定实例所属类别的过程,是机器学习中的一个核心任务。

466. **关联规则学习(Association Rule Learning)**:是一种基于规则的机器学习方法,用于发现大型数据集中变量之间的关系。

467. **光学字符识别(Optical Character Recognition,OCR)**:是指将打印、手写或键入文本的图像转换为机器友好的文本格式。

468. **过拟合(Overfitting)**:是指当模型过于紧密地拟合训练数据集中的有限样本时

发生的一种模型训练中的常见问题,导致模型在训练集上表现过好,而在测试集或实际应用中的新数据上预测性能显著下降。

469. 回归(Regression):是一种用于分析变量间关系的统计方法,包括线性回归等多种类型,旨在通过数学模型来预测或解释一个因变量(响应变量,通常是我们要预测或解释的对象)与一个或多个自变量(解释变量,通常是影响因变量变化的因素)之间的依赖关系。

470. 线性回归(Linear Regression):是一种简单的回归类型,它假设目标变量(因变量)是输入特征(自变量)的线性组合,并通过学习这些特征的最佳线性组合来预测目标变量的连续值。

471. 逻辑回归(Logistic Regression):是一种常用于二分类问题的分类算法,它通过将 S 型函数(如 sigmoid 函数)应用到线性预测上,生成目标变量属于某一特定类别的概率。

472. 回归器(Regressor):是一种预测模型,用于预测连续值的结果,其输入是解释性变量(或称为特征)。

473. 合成数据(Synthetic Data):是指在无法收集足够的实际数据或原始数据不满足特定要求时人工生成的数据。

474. ImageNet:是一个庞大的视觉数据集,包含超过 1 400 万张标注的图像,并按 2 万多个不同类别进行组织,旨在用于视觉对象识别研究。

475. 激活函数(Activation Function):是指在人工神经网络的情境中,对人工神经元的输入(通常是来自上一层的所有输入的加权和)进行非线性变换,以产生该神经元的输出值。

476. 计算机视觉(Computer Vision):是一门研究如何使计算机通过分析图像或视频来"看"和理解世界的科学。这个领域的目标是模拟人类视觉系统的功能,让机器能够识别照片、视频中的物体、场景和活动,并进行适当的反应或决策。计算机视觉的应用包括面部识别、自动驾驶车辆、图像分类和增强现实等。深度学习在计算机视觉方面的应用,尤其是卷积神经网络,已极大地推动了该领域的发展。

477. 聚类(Clustering):是指在机器学习中,对一组对象进行分组,使得同一组(即集群)中的对象彼此之间的相似度(或距离)高于与其他组中对象的相似度(或距离)的无监督任务,即不需要事先标记数据点来训练模型。

478. 交叉验证(Cross-Validation):是指为了评估机器学习模型泛化性能而采用的一

组流程,旨在评估并选择泛化能力好的模型。常见的交叉验证方法包括 K 折交叉验证、留 P 法交叉验证和留一法交叉验证等。

479. **决策树(Decision Tree)**:是监督机器学习算法的一个类别,在此类算法中,数据会根据某个准则(如信息增益、基尼不纯度等)进行最优的拆分,以形成树状结构,其中每个内部节点表示一个属性上的测试,每个分支代表根据测试结果的划分,每个叶节点代表一个类别标签或连续值预测。

480. **集成方法(Ensemble Methods)**:是指在统计和机器学习中,通过结合多种学习算法(或称为基学习器/弱学习器)的预测结果获得比单个学习算法更优越的预测性能。这些方法通过组合多个基模型/弱模型的预测,提高整体预测的稳定性和准确性。

481. **机器翻译(Machine Translation)**:是计算语言学的一个子领域,主要是研究如何使用软件将文本或语音从一种语言翻译成另一种语言。

482. **节点(Node)**:又称为人工神经元,是人工神经网络中的一个基本单元。它接受来自网络中其他节点(如输出层、隐藏层)的一个或多个输入值,通过加权求和并可能应用激活函数后,生成一个输出值,该输出值可能进一步传递给网络中的其他节点。

483. **监督学习(Supervised Learning)**:是指一种机器学习任务。它利用一组已知输入-输出对(即标注数据)来训练模型,学习如何将输入数据映射到输出数据,从而能够对新的、未见过的输入数据做出预测。

484. **可重复性危机(Reproducibility Crisis)**:是科学领域的一种方法论危机,即学者们发现,许多科学研究的结果很难或不可能在独立研究人员或最初研究人员自己的后续研究中重现。

485. **漏报(False Negative)**:是指在二元分类问题中,将实际上属于正类的样本错误地预测为负类。

486. **误报(False Positive)**:是指在二元分类问题中,将实际上属于负类的样本错误地预测为正类。

487. **垃圾进垃圾出(Garbage in,Garbage out,GIGO)**:是一项原则,指的是当输入数据质量低下或存在错误时,很可能导致输出结果的不准确或无意义。

488. **池化(Pooling)**:是指在卷积神经网络中,将卷积层生成的矩阵缩减为较小矩阵的过程。这一操作有助于减少模型的计算量,并帮助模型学习到更具鲁棒性的特征。

489. **Logit 变换（Logit Transformation）**：是在数学和统计学中广泛使用的一种变换，它直接对应于 Sigmoid 函数（或 Logistic 函数）的反函数。它将概率值（通常位于 0 和 1 之间）转换为对数几率。这种变换特别适用于处理二分类问题、逻辑回归模型等场景，为这些领域提供了重要的数学工具。

490. **模型（Model）**：是机器学习系统通过训练过程从训练数据中学习到的知识或规律的抽象表示，用于对未知数据进行预测或分类。

491. **蒙特卡罗法（Monte Carlo Method）**：是一种通过重复随机采样来估计数值问题的解或进行统计模拟的近似方法。它利用随机数或概率分布来模拟复杂的物理过程或系统，并通过对这些模拟结果的统计分析来解决问题。

492. **命名实体识别（Named Entity Recognition，NER）**：是信息提取的一个子任务，旨在将文本中的命名实体识别和分类为预定类别，例如人名、地名、机构名等。

493. **模式识别（Pattern Recognition）**：是一个广泛的学科领域，其中机器学习方法（包括监督和无监督学习等多种学习范式）是重要的一部分，主要专注于从数据中发现并学习有意义的模式或结构，进而进行识别。

494. **批量（Batch）**：是指在模型训练过程中，每次参数更新时所使用的数据样本集合。

495. **归纳偏差（Inductive Bias）**：是指模型对假设空间的偏好或限制，这种偏好或限制影响了模型在预测未见数据时所做的假设。

496. **确认偏差（Confirmation Bias）**：是指以确认自己的预设信念或假设的方式搜索、解释、赞成和回想信息，而较少关注与之相矛盾的信息的趋势。

497. **偏差与方差权衡（Bias-Variance Tradeoff）**：是指机器学习模型优化过程中偏差（Bias）和方差（Variance）之间的权衡关系。通常无法同时最小化这两个指标，需要找到一个合适的平衡点。这种权衡关系对于监督学习算法在训练集之外的泛化能力有重要影响，过高的偏差可能导致欠拟合，而过高的方差则可能导致过拟合，两者都不利于模型在未见数据上的表现。

498. **排序学习（Learning to Rank）**：是指运用机器学习技术来构建并优化信息检索系统的排名模型，以提高检索结果与用户查询意图的相关性和排序准确性。

499. **朴素贝叶斯（Naive Bayes）**：是基于贝叶斯定理的一种分类方法，它假设一个给定类别下的特征之间是相互独立的（尽管这个假设在现实中往往不成立，因此称为"朴素"），从而利用这些独立的特征构建概率分类器。

500. **曲线下面积(Area Under the Curve，AUC)**：是指受试者操作特征曲线(Receiver Operating Characteristic Curve，ROC curve)下的面积。在机器学习和统计学中，曲线下面积常被用作评估二分类模型性能的指标，在二分类问题中，用于衡量模型将正样本排在负样本前面的能力，以帮助确定在多个模型中哪个模型具有更好的分类性能。

501. **词嵌入(Word Embedding)**：是指将词或短语从词汇表映射到连续向量空间中的技术，以使语义上相似的词在向量空间中距离相近。这种技术广泛应用于自然语言处理领域，尤其在深度学习模型中，从而增强模型对文本数据的理解和处理能力。

502. **前馈神经网络(Feedforward Neural Network)**：是一种人工神经网络，其信息仅向一个方向流动，即从前一层的人工神经元流向后一层的人工神经元，不存在循环或反馈连接。这种网络结构使得其学习过程相对简单，是深度学习中常见的网络类型之一。

503. **强化学习(Reinforcement Learning)**：是机器学习的子领域之一，主要是受人类行为的启发，研究代理应如何在给定的环境中采取一系列行动来最大化累积的奖励(或回报)值。

504. **情绪分析(Sentiment Analysis)**：是指使用自然语言处理、文本分析、计算语言学等功能系统地识别、提取、量化和研究文本中的情感倾向、观点和主观信息。

505. **人工智能(Artificial Intelligence，AI)**：是一门以计算机科学为基础，借鉴了计算机、心理学、哲学等多学科理论和方法的交叉学科，致力于研究、开发能够模拟、延伸和扩展人类智能的理论、方法、技术及应用系统。其目标是创造出能够执行复杂任务、理解语言、识别图像、进行逻辑推理等，以类似人类智能方式运作的机器或系统。该领域的研究包括机器人、语言识别、图像识别、自然语言处理和专家系统等。

506. **人工神经网络(Artificial Neural Network，ANN)**：是指由多层简单互联单元(人工神经元)组成的计算模型，这些人工神经元通过非线性激活函数相互连接，模拟生物神经网络中的信息处理机制。人工神经网络能够学习并适应数据中的复杂模式，从而执行分类、回归、聚类等多种任务。

507. **人机协同(Human-in-the-Loop，HITL)**：是一种工作模式，强调在人工智能系统中人类与机器智能的紧密合作。在这种模式下，人类参与到机器学习模型的训练、调整、测试及应用的整个过程中,形成一个有效的合作循环,以提高系统的性能和准确性。

508. **算法(Algorithm)**:是指解决某一类问题的明确且有限的步骤序列,它能够指导计算机进行计算、处理数据并进行自动推理。

509. **非结构化数据(Unstructured Data)**:是指那些没有固定格式或模式,不易被传统数据库系统处理的原始数据。文本数据是非结构化数据的一个常见示例,因为它没有格式化为特定功能。

510. **结构化数据(Structured Data)**:是指已经被组织、格式化,并以特定格式存储,便于计算机程序直接读取和处理的数据。在监督机器学习中,这些数据有时会事先进行标记,以便用于训练模型,而标记工作可能在标注平台上完成。

511. **数据增强(Data Augmentation)**:是指在机器学习过程中,通过对原始数据进行标注、转换、扩充或合成等操作,生成新的训练样本以增加数据集的多样性和丰富性的过程。

512. **深蓝(Deep Blue)**:是由IBM开发的计算机国际象棋游戏系统,因成为全球首个在常规时限内同时战胜了国际象棋世界冠军的计算机系统而闻名。

513. **深度学习(Deep Learning)**:是机器学习的一个分支,特指使用深度神经网络的一类人工神经网络算法。深度学习模型通过模拟人脑的工作原理,使用由许多层组成的结构进行学习,每一层都能够从原始数据中提取不同级别的抽象特征。这种层次化的特征学习使得深度学习在处理高度复杂的数据方面非常有效,如图像、声音或文本。深度学习在语音识别、图像识别、自然语言处理等多个领域实现了突破性的进展。

514. **降维(Dimensionality Reduction)**:是通过获取一组主变量或特征来减少所考虑的随机变量(或特征)数量的过程,旨在简化数据集同时保留重要信息。

515. **维度灾难(Curse of Dimensionality)**:是指在高维空间中,由维数增加导致数据的稀疏性增加,从而在分析和组织数据时出现的一种现象。

516. **熵(Entropy)**:是指信息论中用于衡量信息的不确定性或随机性的度量,反映了系统或数据集的无序程度。

517. **时期(Epoch)**:是指在深度学习模型训练过程中,整个训练数据集被完整地输入给模型一次的过程。在这一轮学习中,模型会对数据样本按批次进行前向传播,以计算预测值与真实值之间的差异(即损失)。随后,模型会通过反向传播算法计算出梯度,并据此更新其参数。

518. **事实真相(Ground Truth)**:是指通过直接观察(而非推论或假设)获得的关于某一事实或现象的真实信息。

519. **神经网络(Neural Network)**:又称为人工神经网络,是一种模仿生物神经系统工作原理的计算模型,由多层基本处理单元(人工神经元)构成,这些单元通过非线性激活函数进行信息的加权、求和与非线性变换,其工作方式在一定程度上模仿了生物神经元。

520. **人工神经元(Artificial Neuron)**:是人工神经网络中的一个基本单元,它接收来自其他人工神经元的输入信号,通过加权和与激活函数的处理,生成并传递一个输出信号。

521. **受限玻尔兹曼机(Restricted Boltzmann Machine,RBM)**:是一种能够通过其学会的概率分布采样生成新数据样本的随机人工神经网络,通常用于无监督学习,可以学习其输入集上的概率分布。

522. **随机森林(Random Forest)**:是一种集成学习方法,其工作原理是在训练时构造大量决策树,并通过投票(分类问题)或取平均值(回归问题)来组合每棵单独树的结果。

523. **时序数据(Time Series)**:是指按时间顺序记录的一系列数据点。

524. **提升(Boosting)**:是一种主要用于减少监督学习中的偏差并控制方差的机器学习集成元算法,也是将弱学习者转化为强学习者的一种有效方法。

525. **特征(Feature)**:在机器学习和统计学中,是指能够描述或区分数据样本,并常用作模型输入的变量或属性。

526. **特征学习(Feature Learning)**:是指在自动从原始数据中学习对特征检测或分类有用的特征表示的一组技术。

527. **图像识别(Image Recognition)**:是指计算机视觉中用于确定图像是否包含某些特定对象、特征或活动,并对其进行识别或分类的过程。

528. **推理(Inference)**:是指将经训练的模型应用于新的未标记实例以进行预测的过程。

529. **TensorFlow**:是一种开源软件库,在机器学习社区中非常流行,用于跨各种任务的数据流编程。它广泛用于神经网络等机器学习应用的构建和训练。

530. **通用数据保护条例(General Data Protection Regulation,GDPR)**:是欧盟颁布

的一部针对欧盟内所有个体的数据保护和隐私法规,旨在保护公民和居民对其个人数据的控制。

531. **图形处理单元(Graphics Processing Unit,GPU)**:是一种专用的电子电路,它采用并行处理架构,专用于快速执行与图像渲染及深度学习等相关的并行计算任务,高效处理多项复杂计算。

532. **统计分布(Statistical Distribution)**:是描述随机变量所有可能取值及其对应概率的数学函数。累积分布函数表示随机变量取值小于或等于某一特定数值的概率。

533. **图灵测试(Turing Test)**:是由艾伦·图灵开发的一种测试,用于评估机器表现出与人类相同的智能行为的能力。该测试通常包括人机聊天。如果在测试房间之外见证对话的评估人员不能可靠地区分人类与受测机器,则可以认定该机器已经通过了图灵测试。

534. **协作过滤(Collaborative Filtering)**:是在推荐系统中使用的一种方法,它用于通过收集多个用户的偏好来预测特定用户的兴趣。

535. **训练数据(Training Data)**:是指在机器学习情境中,用于训练模型的数据集。数据科学家在模型训练之前会进行数据的收集、清洗、预处理等准备工作。

536. **消失/爆炸梯度(Vanishing/Exploding Gradients)**:是指在采用基于梯度的学习方法和反向传播对人工神经网络进行训练时,由于误差函数偏导数在神经网络层间传递时可能变得非常大或非常小,权重更新变得困难或不稳定,这是训练过程中的一个主要障碍。

537. **信息检索(Information Retrieval)**:是计算机科学的一个领域,旨在研究如何在文档中搜索信息、搜索描述数据的元数据以及搜索文本、图像或声音数据库的过程。

538. **学习率(Learning Rate)**:是指梯度下降算法在人工神经网络训练阶段的每次迭代中用于与梯度相乘的标量值,它控制了权重更新的步长。

539. **先验(Prior)**:是指在观察到新证据之前,与特定假设或信念相关的概率分布。

540. **遗传算法(Genetic Algorithm)**:是一种受进化论中的自然选择和遗传机制启发的搜索算法。在该算法中,通过模拟自然选择过程,最能适应环境的个体(即解)被选中进行遗传操作(如选择、交叉和变异),以产生新一代的解,从而不断逼近最优解。

541. **元学习(Meta-Learning)**:是机器学习领域中一个重要且相对较新的研究方向,

主要研究算法如何通过分析自身的学习过程,改进其未来任务的学习能力。

542. **优化(Optimization)**:是指在给定的一组可用替代方案中,基于一个或多个目标函数或标准,选择出最佳方案的过程。

543. **预测(Prediction)**:是指使用训练好的模型对新的或未知的输入实例进行预测的过程。

544. **预处理(Preprocessing)**:是指将原始数据转换为更适合后续分析或模型训练的格式的过程。

545. **预训练模型(Pre-trained Model)**:是通常已在一个大型、通用的数据集上进行了初步训练的模型。

546. **语音识别(Speech Recognition)**:也称为自动语音识别,是指将语音信号转换为文本的过程。

547. **主动学习(Active Learning)**:是机器学习中的一种策略,在这种情况下,学习代理能够以交互的方式从数据库中选择数据点,并查询人工标注员以获取这些数据点的标签。主动学习通常用于减少标注成本和提高模型性能。

548. **自编码器(Autoencoder)**:是一种人工神经网络,用于无监督、非线性地学习数据的有效表示(编码),并从这些表示中重建数据(解码),常用于降低维度。

549. **自动语音识别(Automatic Speech Recognition)**:是语音处理的一个子领域,主要致力于通过技术手段将口语转换为文本。

550. **置信区间(Confidence Interval)**:是一种区间估计,它是根据样本数据计算得出的,用于估计未知总体参数的范围,并希望包含该参数的真实值。该区间与置信水平相关,而置信水平表示区间包含参数真实值的概率。

551. **中央处理器(Central Processing Unit,CPU)**:是计算机的大脑,负责执行程序指令和处理数据。中央处理器的性能参数直接影响计算机的性能和功耗。

552. **准确率(Accuracy)**:是指分类正确的样本数(包括正类和负类)除以总样本数。

553. **主成分分析(Principal Components Analysis,PCA)**:是指使用正交变换将一组可能相关变量的观测值转换为一组线性不相关变量(称为主成分)的过程,旨在实现数据降维和提取重要特征。

554. **召回率(Recall)**:是指所有实际正类样本中被正确分类为正类的样本数所占百分比,它关注的是被正确识别为正类的样本占所有实际正类样本的比例。

555. **整流线性单元(Rectified Linear Unit,ReLU)**:是指使用整流函数作为激活函数的单元。

556. **支持向量机（Support Vector Machine，SVM）**：是基于支持向量确定的最优超平面的一种二分类判别分类器。基于提供的带标记训练数据点，支持向量机会确定一个对新示例进行分类的最佳超平面，其目的是最大化两类样本之间的间隔。

557. **主题建模（Topic Modeling）**：是无监督机器学习算法的一种类别，它使用聚类功能在文本数据中查找隐藏的结构，并将其解释为一个或多个主题，通常用于发现文档集合中的主题。

558. **转移学习（Transfer Learning）**：是机器学习的一个领域，其重点在于将知识从一个任务迁移到另一个相关任务，以解决类似或相关的问题。

559. **加速器（Accelerator）**：是一种专门设计用于加速特定类型计算（如 AI 应用中的矩阵运算）的硬件。

560. **代理（Agents）**：是指能够自主执行某些任务的软件，通常无须人类实时干预，并可在计算机或网络浏览器等平台上运行。

561. **通用人工智能（Artificial General Intelligence，AGI）**：虽然并无广泛共识，但通用人工智能通常被定义为在任何智力任务上都与人类一样有能力的人工智能。

562. **对齐（Alignment）**：是指确保 AI 系统的目标与人类价值观一致的任务。

563. **超级人工智能（Artificial Super Intelligence，ASI）**：尽管存在争议，但超级人工智能通常被定义为超越人类思维能力的人工智能。

564. **注意力（Attention）**：是神经网络中的一种重要机制，在神经网络的上下文中，注意力机制帮助模型在生成输出时专注于输入的相关部分。

565. **偏差（Bias）**：在机器学习中，偏差指的是模型预测结果的期望与真实结果之间的差异。"偏差-方差权衡"是描述模型复杂度和数据拟合度之间关系的概念。归纳偏差是机器学习算法对数据底层分布的一组假设。

566. **思维链（Chain of Thought）**：是大型 AI 模型提示工程中的重要技术，这个词通常用来描述 AI 模型在达到决策时使用的推理步骤序列。

567. **聊天机器人（Chatbot）**：是一种计算机程序，设计用于通过文本或语音交互模拟人类对话。聊天机器人经常利用自然语言处理技术来理解用户输入并提供相关的响应。

568. **ChatGPT**：是指由 OpenAI 公司开发的基于 GPT 架构的大型预训练语言模型，可以生成模仿人类的文本，并通过理解和生成自然语言文本来完成写文章、写软件程序代码等多种任务。

569. **对比语言－图像预训练（Contrastive Language-Image Pretraining，CLIP）**：是 OpenAI 公司开发的一种训练方法或框架，它通过对比学习将图像和文本相连接，使其能够根据文本描述检索到相关的图像，或根据图像找到与之匹配的文本描述。

570. **算力（Computility）**：是指用于执行计算任务，特别是训练和运行 AI 模型所需的计算资源，如 CPU 或 GPU 时间。

571. **卷积神经网络（Convolutional Neural Network，CNN）**：是一种深度学习模型，通过应用一系列滤波器来处理具有网格状拓扑结构（如图像）的数据。这类模型常用于图像识别任务。

572. **扩散模型（Diffusion Models）**：在 AI 和机器学习中，扩散模型是一种生成新数据的技术。它通过一系列步骤逐步向数据中添加随机噪声，并随后训练神经网络来学习这一过程的反向过程，即从含噪数据中逐步去除噪声以重构原始数据。扩散模型被用来生成与训练数据分布相似的新样本。

573. **双下降（Double Descent）**：在机器学习领域，它指的是模型性能随模型复杂性或数据量变化而呈现的特殊曲线形态。在某些情况下，随着模型复杂度的增加或训练样本数量的初步增加，模型的泛化误差会先降低后上升，在达到过拟合区域的峰值后，若继续增加模型复杂度或获取更多训练数据，误差会再次出现下降。

574. **嵌入（Embedding）**：是通过机器学习算法将数据转换为低维（或稠密）向量空间中的新形式表示。在这种表示中，相似的数据点具有更相似的嵌入，这种低维（或稠密）表示有助于提高计算效率（或改善模型性能等），从而便于后续的分析和处理。

575. **涌现/涌现行为（"急转左"，智慧爆炸）[Emergence/Emergent Behavior（"sharp left turns"，intelligence explosions）]**：是指从简单的规则或交互中产生的复杂行为。"急转左"和"智慧爆炸"是描述 AI 发展可能经历的突然和剧烈转变的比喻性说法，通常与通用人工智能的到来有关。

576. **端到端学习（End-to-End Learning）**：是一种机器学习模型训练方法，它允许模型直接从原始数据中学习并做出预测，无须人工提取特征。

577. **专家系统（Expert Systems）**：是指利用人工智能技术，模拟人类专家在特定领域的决策过程，构建的具有智能推理和决策能力的计算机系统，用于解决复杂的专业问题。

578. **可解释性 AI(Explainable AI, XAI)**：是 AI 的一个子领域,专注于创建可解释性模型,提供清晰、易懂的决策解释,以使人类用户更易于理解 AI 系统的决策过程。

579. **微调(Fine-tuning)**：是指基于一个已经在大数据集上预训练过的机器学习模型,通过使用针对特定任务的较小数据集来调整模型的参数,并使其在新任务上性能提升的过程。

580. **前向传播(Forward Propagation)**：在神经网络中,前向传播是将输入数据送入网络,并依次通过每一层(从输入层到隐藏层,最后到输出层)进行计算的过程。在这一过程中,网络将权重和偏差应用于输入数据,并通过激活函数进行非线性变换,最终生成输出。

581. **基础模型(Foundation Model)**：是在广泛数据上训练的大型 AI 模型,具有通用性,可以通过微调等方式适应特定任务。

582. **生成对抗网络(Generative Adversarial Network, GAN)**：是一种能够生成符合训练数据分布特征的新数据的机器学习模型。它使两个神经网络相互对抗:"生成器"负责生成尽可能接近真实数据分布的新数据,而"判别器"则试图区分这些生成的数据与真实数据之间的差异。

583. **生成式 AI(Generative AI)**：是 AI 的一个分支,专注于创建能够基于现有数据的模式和示例生成新内容(如图像、音乐或文本)的模型,如 ChatGPT、Midjourney 等。

584. **生成式预训练 Transformer 模型(Generative Pre-trained Transformer, GPT)**：是指由 OpenAI 公司开发的一种先进的自然语言处理(Natural Language Processing, NLP)技术,属于深度学习模型。它通过在大量文本数据上进行预训练,学习语言的模式和结构,然后在特定任务上进行微调,以执行诸如文本生成、翻译、摘要和问答等任务。

585. **梯度下降(Gradient Descent)**：在机器学习中,梯度下降是一种优化方法,它通过迭代计算损失函数关于模型参数的梯度,并根据梯度的方向迭代调整模型的参数,最小化损失函数。例如,在线性回归中,梯度下降通过迭代计算梯度并反复调整线的斜率和截距,帮助找到最佳拟合线,以最小化预测误差。

586. **AI 幻觉(AI Hallucination)**：是指在生成式 AI(如生成对抗网络、文本生成模型等)的上下文中,模型生成与现实显著不同或完全不基于实际数据的内容的现象。

587. **超参数调优(Hyperparameter Tuning)**：是指选择机器学习模型的超参数(即那些

不从数据中学习,但对模型性能有关键影响的参数)的适当值的过程,这一过程对于提高模型性能至关重要。

588. **指令微调(Instruction Tuning)**:是机器学习中的一种技术,特别用于大语言模型,通过人类编写的自然语言指令对模型进行微调,可以优化其理解和遵循指令的能力。

589. **大语言模型(Large Language Model,LLM)**:是在广泛数据集上训练并能生成接近人类水平文本的AI模型,特别擅长处理和理解自然语言,能执行复杂的语言生成和理解任务。

590. **潜空间(Latent Space)**:又称为潜特征空间或嵌入空间,是指在机器学习中,模型(如神经网络)通过学习数据间的复杂关系而构建的一个维度降低后的空间,其中相似的数据点在潜在空间中更为接近,常用于数据降维、特征提取、数据生成等任务。

591. **损失函数(Loss Function)**:是指机器学习模型在训练期间需要被最小化的函数。它用于量化模型预测值与真实值之间的误差。

592. **机器学习(Machine Learning)**:是人工智能的一个重要领域,它使计算机系统能够利用经验(数据)自我改进性能。机器学习算法通过分析和识别大量数据中的模式和关联,学习如何执行特定任务。与直接对任务进行编程不同,机器学习允许机器基于数据进行预测和决策。其主要类别包括监督学习、无监督学习和增强学习。

593. **混合专家系统(Mixture of Experts,MoE)**:是在神经网络领域发展起来的一种集成学习方法。传统的深度学习模型在训练时,对于每个输入样本,整个网络都会参与计算。随着模型越来越大,训练使用的样本数据越来越多,训练开销显著增加。混合专家系统通过动态激活部分神经网络(即专家),在保持或提高性能的同时,优化计算资源的使用。混合专家系统是处理大规模、高参数量级模型中数据分配和集成学习的关键技术之一。

594. **多模态(Multimodal)**:是指在人工智能领域,通过融合处理来自不同模态(Modal)信息(包括文本、图像、视频、音频等)的技术。多模态技术在人工智能领域发挥着越来越重要的作用,并已在多个领域得到应用,如图像与语言处理、自动驾驶、医疗诊断与辅助、智能安防监控等。

595. **自然语言处理(Natural Language Processing,NLP)**:是计算机科学、人工智能和语言学的交叉领域,旨在使计算机能够像人一样理解、解析和生成人类语言的一种技术。自然语言处理包括一系列技术,用于处理和分析自然语言数据,以执行如机器翻译、情感分析、文本摘要、问答系统等任务。随着深度学习技术的发展,自然语言处理领域已经取得了显著的进步,极大地提升了机器理解和生成自然语言的能力。

596. **神经辐射场(Neural Radiance Fields,NeRF)**:是一种计算机视觉技术,它使用神经网络从 2D 图像重建 3D 场景,用于生成高质量的三维重建模型。该技术可用于照片级渲染、视图合成等。神经辐射场利用深度学习技术从多个视角的图像中提取出对象的几何形状和纹理信息,然后使用这些信息生成一个连续的三维辐射场,从而可以在任意角度和距离下呈现出高度逼真的三维模型。

597. **目标函数(Objective Function)**:是机器学习模型在训练期间用于优化的函数,通常通过最小化该函数来指导模型的训练。

598. **参数(Parameters)**:是指在机器学习中,模型用来进行预测的内部变量。它们在训练过程中从训练数据中学习或优化。例如,在神经网络中,权重和偏差就是参数。

599. **预训练(Pre-training)**:是指训练机器学习模型的初始阶段,在该阶段模型从数据中学习通用的特征、模式和表示,而不需要具体了解将来会应用到的任务。预训练通常是无监督或半监督的学习过程,使模型能够发展出对底层数据分布的基本理解,并提取出有意义的特征,这些特征可以在后续的微调中用于特定任务。

600. **提示词(Prompt)**:也称为"指令",是指为模型设置任务或查询的初始输入或指令,用于引导模型进行特定的处理或回答。

601. **正则化(Regularization)**:是指在机器学习中,一种用于在模型的复杂度和对训练数据的拟合度之间寻求平衡的技术,通过向模型的目标函数添加惩罚项来实现。这种惩罚项通过限制模型复杂度的代价,阻止模型过度依赖训练数据中的复杂模式,从而促进生成更具泛化能力且较少倾向于过拟合的模型。

602. **基于人类反馈的强化学习(Reinforcement Learning from Human Feedback,RLHF)**:是指一种通过从人类提供的偏好或评价中学习来训练 AI 模型的方法。

603. **奇点(Singularity)**:也称为技术奇点,特指在 AI 技术快速发展的背景下,一个假设的未来时间点。届时由于 AI 智能的爆炸式增长,其增长将变得难以预测、难以控制且可能带来深远影响,对人类文明产生可能同时包含正面与负面影响的、无法完全预见的后果。

604. **符号人工智能(Symbolic Artificial Intelligence)**:是一种利用符号逻辑和符号推

理来解决问题和表示知识的 **AI** 类型。

605. **张量处理单元(Tensor Processing Unit，TPU)**：是 Google 定制开发的专用集成电路,专门用于加速深度学习中的张量计算。

606. **Transformer**：是指一种广泛用于处理包括自然语言在内的各种序列数据的特定类型的神经网络架构。Transformer 以其处理数据中长距离依赖性的能力而闻名,这要归功于一种称为“注意力”的机制,它允许模型在编码和解码过程中动态地评估并权衡不同输入位置的信息重要性。

607. **欠拟合(Underfitting)**：是指当统计模型或机器学习算法过于简单、无法充分捕捉数据的底层结构时导致的建模错误。

608. **无监督学习(Unsupervised Learning)**：是机器学习的一种类型,其中模型在未接收带标签训练数据的情况下,通过算法从数据中发现隐藏的结构、模式或关系。

609. **验证数据(Validation Data)**：是用于机器学习的数据集的一个子集,它与训练和测试数据集是分开的。它主要用于评估模型在未见过的数据上的性能,并辅助选择模型的超参数(即控制模型结构的参数)。

610. **零样本学习(Zero-shot Learning)**：是一种机器学习技术,其中模型在未经针对未见类别微调的情况下,能够识别并分类在训练期间从未见过的类别。这主要依赖于模型在训练时学到的通用特征、跨类别知识迁移能力,以及将未见类别与已见类别的语义信息相关联的能力。

611. **提示工程(Prompt Engineering)**：是指一种关注于设计和优化提示词以引导大语言模型产生期望输出的技术实践,旨在更有效地利用大语言模型处理各种问题。掌握提示工程技能有助于深入理解大语言模型的能力和局限性,从而通过更好的提示更好地处理复杂任务(如问答、算术推理等)。开发人员通过精心设计的提示工程策略,可以实现与大语言模型或其他生态工具的高效集成和协作。

612. **虚拟专用网络(Virtual Private Network，VPN)**：是指通过公共网络建立安全加密连接的技术,医院可以通过搭建虚拟专用网络实现安全可靠的数据传输,确保数据的隐私和安全。

613. **数据加密(Data Encryption)**：是数据安全策略的重要组成部分,它采用加密算法对数据进行加密,以确保数据在传输和存储过程中的保密性。数据安全策略的其他组成部分还包括采取措施来保障数据的完整性和可用性。

614. **密钥(Key)**：是加密和解密过程中使用的关键信息。公钥是公开的,用于加密数据,以确保数据只能被持有相应私钥的实体解密;私钥是私有的,用于解密由相应公钥加密的数据。

615. **对称加密(Symmetric Encryption)** : 是指使用相同的密钥进行加密和解密的一种加密方式。这种方式的主要优点是算法简单、效率高,能够快速地处理大量数据。然而,其缺点主要在于密钥的分发和管理较为困难,需要确保密钥在传输和存储过程中的安全性。

616. **非对称加密(Asymmetric Encryption)** : 是指使用一对不同的密钥进行加密和解密,其中一个称为公钥,用于加密数据或验证签名,另一个称为私钥,用于解密数据或生成签名。这种方式的优点是安全性更高,适用于远程用户之间的加密通信和数字签名,但相较于对称加密,其加密和解密的整体处理速度较慢,且常用于安全地交换对称加密的密钥。

617. **数字签名(Digital Signature)** : 是一种用于确保文档、消息或数据的完整性、真实性和认证性的加密技术。每个用户或实体都有一对密钥(公钥和私钥),其中一个用户本人知道(私钥),另一个是公开的(公钥)。签名时,用户首先使用私钥对文件内容的哈希值进行签名,验证签名时,接收者使用公钥对签名进行验证,并与原文生成的哈希值进行比对。为了确保公钥的真实性和可靠性,防止伪造或篡改,用户可以选择将公钥提交给可信任的第三方机构(如身份认证机构)进行认证。认证后,身份认证机构颁发一个包含公钥信息及其他身份验证信息的数字证书。对文件签名后,发送者将此数字证书、文件及签名一起发送给接收者,接收者通过公钥和数字证书中的信息验证签名,确认文件的真实性和发送者的身份。

618. **数据中心(Data Center)** : 是指专门用于安全、可靠地存储、管理和处理大规模数据的设施,它通常具备高可用性、可扩展性和强大的安全防护能力,旨在支持组织内部广泛的信息技术服务和数据处理需求,包括但不限于数据存储、备份、恢复、计算服务、网络服务和应用托管等。

619. **数据安全管理(Data Security Management)** : 是一种综合性的管理方法,旨在确保数据的保密性、完整性和可用性,以减少数据泄露、损坏或未经授权访问的风险。在信息技术领域,数据安全管理涉及一系列策略、控制措施、技术和流程,用于保护组织的敏感数据和机密信息。

620. **访问控制(Access Control)** : 是指通过验证用户身份并授权相应权限,来确定特定用户的访问权限和操作范围,从而确保系统资源和数据的安全性和完整性。

621. **安全审计（Security Audit）**：是指对信息系统、网络、应用程序以及数据访问和使用进行全面的审计和监控，以检测、评估并报告潜在的安全漏洞、违规行为以及数据泄露或滥用等风险。

622. **防火墙（Firewall）**：是一种用于监控和控制网络流量，防止未经授权的数据包进出私有网络的网络安全设备，是保护计算机网络免受未经授权访问或恶意攻击的关键安全措施。

623. **数据脱敏（Data Masking）**：是一种对原始数据中的敏感字段进行技术处理的方法，旨在保护个人隐私，同时不影响数据分析结果的准确性。其核心目标是通过匿名化和去标识化（即处理数据，使其无法直接或间接关联到特定信息主体，移除或替换能够直接识别信息主体的数据），确保在无法获取额外信息的情况下，个人信息主体无法被识别或关联，且处理后的数据在常规情况下无法直接恢复为原始状态。

624. **数据隐私（Data Privacy）**：是指个人或组织对其所拥有或控制的敏感数据享有保持私密性和防止未经授权访问的权利。这些数据包括但不限于个人身份信息、医疗健康记录、财务信息、遗传信息、社交媒体活动、电子邮件内容、通信记录以及位置数据等。数据隐私保护的过程旨在确保这些数据不被未经授权地访问、使用、披露、篡改或破坏，从而维护数据主体的隐私权和数据安全。

625. **数字证书（Digital Certificate）**：是一种由可信的第三方机构（证书颁发机构）签发的安全工具，用于确认特定实体、网站或组织的身份，并对数字信息进行加密和签名，以确保信息的机密性、完整性和真实性。它采用公钥基础设施技术，用来证明特定实体、网站或组织的身份，并确认其公钥的归属和真实性。

626. **威胁管理（Threat Management）**：是指对于网络安全和信息安全相关的潜在威胁进行识别、分析、评估以及相应应对的全面性过程。其主要目标是保护组织的信息资产、系统和网络，防止它们受到恶意攻击、数据泄露、服务中断或其他安全事件的侵害。

627. **数据治理（Data Governance）**：是指组织内部用于管理、利用和保护数据资产的综合性管理框架和实践。数据治理的主要目标是确保数据的质量、完整性、一致性、安全性、可用性和合规性，以满足业务需求和合规要求。它包括规定数据的持有者、数据的使用规则、数据标准和政策等内容，以确保数据的有效管理和使用。

628. **数据质量(Data Quality)**：是指数据的准确性、完整性、一致性、可靠性、及时性和可访问性。高质量的数据应该是准确的,没有错误或遗漏,在不同数据源和应用程序之间一致,可信赖,并且及时更新和维护,同时易于访问和使用。数据质量可以影响决策的准确性和组织的绩效。因此,确保数据质量对企业和组织至关重要。数据质量可以通过一系列方法和工具来评估和改进,包括数据清洗、数据标准化、数据验证和数据监控等。

629. **数据清洗(Data Cleaning)**：是指在数据分析和数据挖掘过程中,对数据进行筛选、整合、纠错和去重等操作,以提高数据的质量和准确性。

630. **数据整合(Data Integration)**：是指将不同数据源中的数据进行整合,以解决数据冗余和不一致性问题,从而提升数据的一致性和质量,并增加数据的价值。

631. **数据验证(Data Validation)**：是指确保数据准确性和可靠性的过程,其目的是确认数据的完整性、一致性和有效性。

632. **数据监控(Data Monitoring)**：是指对数据进行实时或定期的监测和分析,以检查数据的完整性、一致性、准确性和可靠性,及时发现数据质量问题和异常情况,并通过监控数据的变化,确保数据质量。

633. **数据合规性(Data Compliance)**：是指数据收集、处理、存储和传输活动是否符合适用的法律、法规、标准和政策。这些规定通常涉及个人数据的保护、数据安全性、数据隐私和其他数据相关的合规性标准。

634. **数据透明性(Data Transparency)**：是指在数据处理和管理过程中,数据的来源、处理方式、用途和结果是清晰、可理解和可见的。这意味着数据的使用和处理过程对关键利益相关方(如数据所有者、数据使用者、监管机构以及可能受到数据处理影响的公众)是透明的。

635. **数据生态系统(Data Ecosystem)**：是指由各种数据主体(如个人、组织、设备、传感器等)以及数据交换、共享、采集、传输、存储、处理、分析和应用等活动所构成的复杂网络。它涵盖了数据从生成到被有效利用或废弃的整个生命周期,包括但不限于数据的收集、传输、存储、处理、分析、交换、共享与应用。

636. **数据架构(Data Architecture)**：是指组织中对数据进行组织、存储和处理的结构化设计,包括数据的组织方式、存储模型、数据流程和元数据等要素,为数据管理提供了规范和结构框架。它通过将数据与其相关联的逻辑和物理结构相结合,为组织的数据管理、访问、集成和分析等活动提供了坚实的基础,成为组织中的

"数据基础设施"。

637. **数据模型（Data Model）**：是指对数据、数据关系、数据元素和数据属性进行抽象和表达的方法，用于描述数据之间的关系、约束和规则。数据模型可以帮助人们理解和管理数据，并为数据库设计、软件开发、业务流程建模等活动提供指导和支持。

638. **数据标签（Data Tagging）**：是指在数据中为了分类、组织、搜索和识别而添加的元数据标识。这些标签通常以文字、数字、符号或代码的形式添加到数据的属性、字段或记录中，用于描述数据的特定属性、分类、访问权限或其他数据的关联关系，从而增强数据的可管理性、可搜索性和可分析性。

639. **数据责任（Data Stewardship）**：是指组织或个人在数据的收集、处理、存储以及使用过程中应当遵循的规范、法律和道德准则。数据责任通常包括数据隐私、数据安全、数据准确性、数据透明性、合规性等方面的规范和标准的执行。

640. **数据产品规划（Data Product Planning）**：是指将数据资产转化为具有明确业务价值的产品和服务的过程。这一过程涉及对数据的深入洞察、需求分析、产品定义、制定数据处理策略，以及如何通过数据分析、可视化、自动化或智能化手段将数据转化为可交付的产品或解决方案，以实现组织的业务目标和战略愿景。

641. **产品愿景（Product Vision）**：是指关于某产品在未来将成为什么样子的明确描述。它阐述了该产品的核心目标、所要解决的问题、价值主张以及对用户体验的愿景。产品愿景应当能够为开发团队提供明确的导航，确保产品开发和迭代过程的方向一致，同时能够使利益相关者对该产品的未来发展有一个明确清晰的认识。典型的产品愿景包含以下几个方面：① 问题陈述与解决方案（明确描述产品解决的具体问题，并提供相应的解决方案）；② 目标用户（明确标识产品的目标用户和受众群体，说明他们的具体需求及希望从产品中获得的价值）；③ 价值主张（清楚阐述产品带来的价值，如解决的痛点、创造的机会等）；④ 核心特性（描述产品的关键功能和特点，以解释产品如何实现其价值主张）；⑤ 长期愿景（阐述产品在未来的发展方向和愿景，包括产品的预期变化和增长）。

642. **数据产品的需求规格（Data Product Requirements Specification）**：是指对数据产品功能和性能的具体需求，以及可用性、可靠性、安全性、可扩展性等非功能特性的详细描述。它明确了数据产品应包含的具体功能、实现方式、性能指标及非功能特性等。通过需求规格，可以清晰地了解数据产品开发的目标和规范，确保开发团队能够准确理解并实现这些要求,同时使利益相关者能够监督和评估需求的实现情况。

643. **数据产品的交付计划(Data Product Delivery Plan)**:是指对数据产品从概念到发布的全生命周期开发和交付过程的详细规划和安排。这一计划由产品团队、开发团队和项目管理人员共同制定,旨在实现数据产品的按时高效交付。它主要包括以下几个关键要素:① 任务分解(将数据产品开发过程分解为具体的任务和工作项,包括数据收集、清洗、分析、建模、开发以及测试验证等各个阶段);② 时间安排(明确每个任务的时间表和期限,确保整个开发过程的进度可控);③ 资源需求(确定所需的硬件、软件、技术资源、资金资源、培训及知识资源,确保数据产品开发和交付的顺利进行);④ 人员资源(确定参与数据产品开发工作的人员,包括数据科学家、工程师、设计师、产品经理、测试人员等,并确保团队协作和沟通畅通);⑤ 风险评估(识别并量化可能影响数据产品交付的时间、成本、质量及用户满意度等潜在风险,并制定相应的对策);⑥ 里程碑和关键节点(确定重要的里程碑和关键节点,以检查和监控数据产品的开发进度);⑦ 变更管理(规划如何应对变更请求,确保对原计划的调整和跟踪)。

644. **数据产品的商业模式(Data Product Business Model)**:是指数据产品如何创造价值、获取利润以及与客户交互的综合性策略。商业模式应该清晰地描述数据产品的市场定位、目标受众、价值主张及盈利模式。以下是商业模式的关键要素:① 客户细分(深入分析并明确数据产品的目标受众,包括他们的特征、需求、行为模式和偏好,以及这些细分市场对于产品成功的重要性);② 价值主张(明确数据产品的独特卖点,即其如何以区别于竞争对手的方式解决客户问题或满足客户需求,提供核心价值);③ 渠道(说明数据产品通过哪些渠道、平台或方式向客户传递和推广,以及选择这些渠道的考虑因素和评估效果的方法);④ 收入来源(解释数据产品的盈利模式,包括定价策略、收费方式及任何创新的盈利方式);⑤ 成本结构与关键活动和资源(列出数据产品开发、运营、销售和推广等相关的成本,说明所需进行的各项关键活动及必备资源,以及管理和控制这些成本的方法,以确保盈利);⑥ 业务合作伙伴(描述与其他组织或公司的合作关系策略,包括合作伙伴的选择标准、合作模式,以及这些合作如何助力扩大数据产品的市场覆盖范围);⑦ 客户关系(描述数据产品与客户之间的互动模式,包括客户获取、保留、升级的策略,以及建立和维护长期、忠诚客户关系的方法)。

645. **数据产品的支持计划**（Data Product Support Plan）：是指为确保数据产品能够正常运行和持续发展所制定的一套全面的支持和服务计划。该计划旨在通过提升用户体验、保障产品安全、促进用户成长及保持产品竞争力，为数据产品的用户提供全方位的支持服务。它通常包括以下内容：① 培训计划（制定详细的培训计划，为用户提供关于数据产品的全面培训，包括系统操作、最佳实践、技术指导等）；② 技术支持（提供技术问题解决、故障排除和错误修复服务，以确保数据产品的正常使用）；③ 定期更新和升级（规划并定期执行数据产品的更新和升级，确保产品能够不断地适应市场和用户需求）；④ 文档和知识库（提供详尽的用户文档、在线帮助、常见问题解答等支持资源，以帮助用户解决问题并更好地利用数据产品）；⑤ 维护服务（规划并执行数据产品的维护计划，包括监控、备份、性能优化、安全更新等）。

646. **产品挖掘**（Product Mining）：是指利用先进算法和统计模型，对与产品或服务相关的海量数据进行深度剖析，旨在发掘潜在的市场模式、消费者行为、产品使用趋势及业务规律，从而为产品优化、市场策略制定及客户服务改进提供有价值的科学依据。

647. **数据处理**（Data Processing）：是指以有效的方式获取、清洗、转换和处理数据，使其成为结构化、高质量且易于分析和可视化的数据的过程。其主要目标是从原始的、混乱的数据中提取有用的信息，并将其以易于理解和使用的格式呈现。

648. **提取、转换和加载流程**（Extract, Transform, and Load Process, ETL Process）：是指数据仓库和数据处理系统中的三个主要步骤，包括从多个数据源中精确地提取数据，对数据进行转换和清洗，最后将数据加载到目标存储区域，如数据仓库或经过处理后存入数据库。

649. **提取**（Extraction）：是指将数据从各种来源（如关系型数据库、日志文件、网络数据、云应用程序、传感器数据等）中抽取出来的过程。这一过程不仅涉及数据的物理移动，还包括对数据一致性、完整性和准确性的严格检查，以确保后续处理的有效性和可靠性。提取的主要目的是将数据从源系统转移到提取、转换和加载流程（ETL 流程）中，以便进一步转换和加载到目标系统进行处理。

650. **数据清洗与转换**（Data Cleaning and Transformation）：是指在数据抽取后，对数据进行的一系列处理，包括数据清洗来修正或移除不完整、错误或重复的数据，并进行数据转换如标准化、规范化、格式转换、聚合、计算、补充缺失值和数据分割等，以满足目标存储区域的需求。

651. **加载（Loading）**：是指将经过处理的数据最终加载到目标系统（如数据仓库、数据湖或其他目标存储区域）中的过程。该阶段主要关注数据的物理移动和存储，同时或随后在目标系统内进行数据的索引、分区等优化操作。

652. **数据湖（Data Lake）**：是指用于存储原始、非结构化和半结构化数据的大型存储库或存储系统。这些数据在存储时未进行预处理，无预设的用途或模式。数据湖支持以原始格式存储任意类型的数据，包括文本、图片、音频、视频、日志文件和传感器数据等，为数据分析师、数据科学家和机器学习工程师提供灵活、可扩展的数据存储解决方案，支持多种类型的数据分析和机器学习任务。

653. **数据仓库（Data Warehouse）**：是指一个专门用于集中存储、管理并为企业决策提供支持的数据分析系统。它具有集成多源数据、进行数据提取、提供分析支持和辅助决策制定，以及生成管理报告等功能，通过数据治理确保数据的准确性、一致性、安全性和可靠性，其中包括数据清洗和验证过程。

654. **数据管道（Data Pipeline）**：是指一种用于自动化数据流动、转换与处理的技术，在数据集成和数据流管理中扮演着核心角色。数据管道能够从一个系统或应用程序中提取数据，经过一系列定义好的转换和加工步骤后，将数据高效地加载到另一个系统或应用程序中。

655. **数据抽取（Data Extraction）**：是指从各种数据源（包括数据库系统、平面文件、网络数据、日志文件和传感器数据等）中自动提取数据，并将其加载到数据仓库、数据湖或数据分析系统等目标中的过程。作为数据集成流程的第一步，数据抽取是数据仓库、数据湖或数据分析系统中不可或缺的操作，它为后续的数据转换、加载和分析提供了基础数据。

656. **数据分片（Data Sharding）**：是指依据某种规则或算法，将较大的数据集合划分为多个较小的数据块的过程。这一过程旨在提高数据处理效率，并通过并行处理来增强系统性能和加速数据处理速度。

657. **数据透视（Data Pivoting）**：是指一种通过使用各种数据分析工具或平台（如Excel、Tableau、R 语言等）中的数据透视功能，快速分析大量数据的技术。数据透视表使用户能够根据需求，以多种维度查看数据，并对数据进行重排和重新组织。它通常包括行、列和值，并支持汇总、过滤、展开和折叠等操作，以深入分析数据。

658. **数据优化（Data Optimization）**：是指为满足特定业务需求，应用不同的技术和方法对存储、处理和访问数据的性能进行调整和优化的过程。这一过程通常涉及对数据库、数据仓库或大数据系统等的性能调优,旨在提高数据的处理效率、响应速度和吞吐量。

659. **数据模块化(Data Modularization)**:是指将数据划分为独立的模块(或单元),每个模块是数据中特定的组成部分。这种模块化方法有助于简化数据处理和管理流程,提高数据的可维护性、可扩展性和可重用性。

660. **数据流转(Data Flow)**:是指数据在不同的环境、系统或应用程序之间传输的过程。在数据流转过程中,数据可以通过各种方式在不同的位置和系统中进行传输,这包括数据在不同的软件应用程序之间的传输、在网络中的传递以及在不同的数据库之间的复制等。

661. **数据追溯(Data Traceability)**:是指对数据的产生、加工、传输和使用等全过程进行记录和追踪的一系列技术和管理方法。数据追溯旨在确保数据的可追溯性和透明度,使得在数据出现错误、异常或质疑时,能够准确追溯到这些数据的来源、处理历史和最终应用,以有效支持问题的分析和解决。

662. **数据格式化(Data Formatting)**:是指将数据转换为特定格式的过程,以便于其后续的分析、处理或展示。数据格式化可以包括调整数据的结构、改变数据的存储方式、进行数据字符的编码转换,以及设置如日期、时间、货币等特殊格式,以便满足特定应用程序或系统的需求。

663. **数据索引(Data Indexing)**:是一种优化数据库查询性能的技术或方法,它通过存储数据表中特定列(或列的组合)的引用信息,使数据库系统能够快速定位和访问特定记录。在查询特定记录时,索引极大地加快了数据的检索速度,特别是在处理大型数据集时,能够显著提高查询性能。通常,索引会建立在数据库表的一列或多列上,但也可以根据需要跨表创建复合索引或索引视图等高级结构。

664. **数据建模(Data Modeling)**:是一个创建数据管理系统可视化表示和定义的过程,涉及不同利益相关者(如数据分析师、科学家和工程师)合作,以创建描述数据的结构和关系的统一视图。数据建模是数据管理和分析的基础,它指导着数据生命周期的各个阶段,从数据收集的设计和规划,到数据存储的结构化,再到数据的处理、分析以及最终的应用。

665. **概念数据模型(Conceptual Data Model)**:是提供数据全局概览,强调系统包含的数据、数据属性和约束、业务规则以及数据的组织方式。它构成了数据库设计的基础,有助于理解业务需求,并指导技术实现。概念模型以图形表示形式出现,旨在促进技术和非技术利益相关者之间对数据项目的共同理解。

666. **逻辑数据模型(Logical Data Model)**:是基于概念数据模型,进一步详细描述数据实体、属性以及它们之间的复杂关系。逻辑模型作为数据库设计的蓝图,为数据库的构建和实施提供了详细的指导。

667. **物理数据模型(Physical Data Model)**:是指将逻辑数据模型映射到特定的数据库管理系统中,它详细描述了数据类型、数据关系,以及为优化数据库性能而设计的物理存储结构,如索引、存储过程等数据库对象。物理模型是数据库最终设计和实施的基础。

668. **数据库管理系统(Database Management System,DBMS)**:是用于存储、检索、添加、更新和维护数据的软件系统。它对数据库进行统一的管理,以保证数据库的安全性和完整性。

669. **实体(Entity)**:是指在数据模型中代表现实世界中可以独立识别的对象,如人、地点、概念或事件。在关系型数据库中,实体通常以表的形式存在,而在非关系型数据库等其他数据库系统中,实体的表示方式则可能有所不同。

670. **属性(Attribute)**:是指实体的特征或性质,如人的姓名、年龄或产品的颜色。在数据库中,属性通常表示为表的列,是存储数据的最小单元。

671. **关系(Relationship)**:表示实体之间的关联,是数据建模中的核心概念之一。关系可以是一对一、一对多或多对多。

672. **数据建模技术(Data Modeling Technique)**:包括多种方法,如概念数据建模、逻辑数据建模、物理数据建模。同时,还有特定于某些领域或技术的建模方法,如关系数据库建模(基于关系数据库的数据组织方式)、实体-关系数据建模(一种结合了实体和关系的图形化表示方法,常用于关系数据库设计)、面向对象的数据建模(以面向对象编程的思想来建模数据)等。这些技术是创建不同数据模型的有效手段。

673. **优化和迭代(Optimization and Iteration)**:是指在产品开发以及项目管理过程中,根据性能、用户体验、技术进步或市场需求的变化,对现有系统、流程或设计进行不断优化和迭代的过程。这一过程旨在提升产品的质量和效率,确保产品持续满足用户需求,并紧跟技术发展的步伐。

674. **用户验收测试(User Acceptance Testing)**:是软件开发过程中的一个重要测试阶

段,由最终用户或用户代表执行,目的是确保软件能够满足业务需求和用户期望。在数据产品的上下文中,用户验收测试涉及的活动包括但不限于验证数据的准确性、报告的科学严谨性、用户界面的友好性、报告的易用性和实用性。此外,还需评估整体性能是否符合预期。

675. **测试用例(Test Cases)**:是一组输入数据、预期结果、执行步骤以及必要前提条件的组合体,用于验证一个特定功能或特性是否满足该功能或特性的设计要求。在数据产品的用户验收测试中,测试用例旨在覆盖所有用户场景,以确保产品在各种情况下都能按预期工作。

676. **测试脚本(Test Scripts)**:是执行测试用例的一系列指令和逻辑。在自动化测试中,测试脚本通常是代码形式的,用于自动执行测试步骤。在用户验收测试中,测试脚本通常是详细描述手动测试步骤的文档,但也可以是自动化测试的一部分,具体取决于测试策略和组织实践。

677. **缺陷跟踪(Defect Tracking)**:是指在软件开发、测试及维护过程中发现的缺陷的记录、管理和监控。这包括记录缺陷的详细信息(如描述、重现步骤、影响评估)、状态(如打开、修复、关闭)、优先级、责任人以及解决方案的验证,确保所有已记录的缺陷都被有效管理和解决。

678. **回归测试(Regression Testing)**:是指在软件进行修改(如修复缺陷或添加新功能)后,对受这些修改影响的部分或整个软件进行重新测试,以确保这些更改没有引入新的问题。在软件开发的各个阶段,包括用户验收测试之前,回归测试都用于确保修改或更新不会破坏产品的原有功能或引入新的错误。

679. **验收标准(Acceptance Criteria)**:是定义产品或功能需满足的特定要求或条件的具体可衡量的标准。在用户验收测试中,验收标准不仅帮助确保产品满足业务需求和用户期望,还涵盖数据的准确性、完整性、隐私保护以及合规性等方面的要求,作为测试团队与用户或利益相关者之间关于产品可接受性的共同理解基础,是决定产品是否可以发布的关键依据。

680. **区块链(Blockchain)**:是一种分布式账本技术,它通过网络中的多个节点各自独立地维护数据记录。数据以区块的形式存储,并且每个新区块都通过哈希算法与前一个区块连接起来,形成一个链。这种结构确保了数据的不可篡改性和历史记录的永久保存。

681. **加密货币(Cryptocurrency)**:是一种基于区块链技术的数字或虚拟货币,主要使用加密技术来确保货币的安全和验证交易。比特币是最著名的加密货币之一，但还有许多其他类型的加密货币，如以太坊、莱特币等。

682. **智能合约（Smart Contract）**：是一种运行在区块链上的自执行合约，其条款和逻辑被直接编码在区块链上。它们允许在没有第三方的情况下进行可信交易，确保交易双方能够安全、自动地执行合约条款。

683. **去中心化应用（Decentralized Application，DApp）**：是一种运行在区块链网络上的应用程序，不由单一中心化实体控制，可以提供去中心化的服务，如金融、游戏、社交网络等。

684. **共识机制（Consensus Mechanism）**：是区块链网络中实现各个节点之间一致性的算法，它是确保区块链网络安全、有序运行的关键。常见的共识机制包括工作量证明、权益证明和委托权益证明等。

685. **工作量证明（Proof of Work，PoW）**：是基于计算难度的一种共识机制，要求参与者通过解决复杂的数学难题来竞争记账权，获得记账权的节点可以将交易记录到区块链中并创建新区块。比特币和许多其他加密货币都使用工作量证明机制。

686. **权益证明（Proof of Stake，PoS）**：是另一种共识机制，它主要根据参与者持有货币的数量和持有时间的长短（即权益或质押）来决定谁有权验证交易并创建新区块。与工作量证明相比，权益证明显著减少了能源消耗，提高了系统的环境友好性。

687. **委托权益证明（Delegated Proof of Stake，DPoS）**：是权益证明机制的一种变体或改进，它通过允许持币者在选举过程中投票选出少数几个负责验证交易和创建新区块的代表（即验证者），不仅显著提高了交易处理速度和系统的可扩展性，还降低了能源消耗并提高了用户的参与度。

688. **区块链分叉（Blockchain Fork）**：是指区块链共识规则或协议的更改导致一条链分裂成两条链的情况。分叉可以是硬分叉，即导致旧版本的软件无法识别新版本创建的区块的更新；或软分叉，即新版本的软件可以识别旧版本创建的区块的更新。

689. **分布式账本技术（Distributed Ledger Technology，DLT）**：是一种用于记录资产和交易的技术，它将数据分布式地存储在多个地点或参与者之间，确保了数据的冗余性、可访问性和不可篡改性。区块链是分布式账本技术中一种典型且广泛应用的形式；此外，分布式账本技术也可以在非区块链系统中实现，如某些分布式数据库和文件系统。

690. **加密(Encryption)**：是一种使用算法将信息转换成只有授权方能阅读的密文的技术，以确保数据传输和存储的安全性。区块链技术广泛应用了密码学中的相关技术，其中包括哈希函数(主要用于数据完整性验证)和公钥/私钥加密(主要用于数据加密和解密)，以保护数据的安全和完整性。

691. **一体机(All-in-One，AIO)**：是将计算机的主要组件，如中央处理器、内存、硬盘以及(可能包含的)集成GPU等，与显示器集成在一起的设备。与传统的台式机相比，一体机占用空间更小，外观更简洁，且更便于移动。

692. **内存(Random Access Memory，RAM)**：是计算机的易失性存储设备，用于存放中央处理器当前正在处理的数据和指令。内存的容量和带宽大小主要影响计算机同时运行多个程序或处理大数据集的能力，而内存的访问速度则直接影响计算机的运行速度。

693. **硬盘驱动器(Hard Disk Drive，HDD)与固态驱动器(Solid State Drive，SSD)**：是计算机用于非易失性存储数据的设备。固态驱动器通常具有更快的读写速度和更低的功耗，一体机常选择其作为主存储设备。

694. **显示器(Monitor)**：是计算机设备的重要组成部分，不仅仅负责显示输出信息，还严重影响用户的视觉体验。显示器的分辨率、尺寸、面板类型[如平面转换型、扭曲向列型(TN)、垂直排列型(VA)]等都是考量因素。

695. **触控屏(Touch Screen)**：许多计算机设备配备了先进的触控屏技术，如电容式、电阻式、红外线式等，这些技术允许用户通过手指或触控笔直接触摸屏幕来操作计算机，为用户提供了更加直观、便捷的交互方式，极大地增强了用户体验。

696. **端口和接口(Ports and Interfaces)**：计算机设备通常配备多样化的端口和接口，以满足不同的扩展和连接需求。这些包括用于数据传输的USB端口(包括USB-C)、支持高清视频传输的HDMI端口(以及DisplayPort或Thunderbolt等高端视频接口)、实现有线网络连接的以太网端口(Ethernet Port)，以及用于音频输入/输出的音频接口等。这些端口和接口的种类和数量直接决定了设备的可扩展性和连接灵活性。

697. **操作系统(Operating System，OS)**：是指管理计算机硬件与软件资源的核心软件，是用户与计算机硬件之间的桥梁。计算机设备通常预装了Windows、macOS、Linux等操作系统，其中Windows在多个用户群体中广泛普及，而macOS则主要预装于苹果(Apple)品牌的计算机设备中。这些操作系统为用户提供图形界面和应用程序运行环境。

698. **集成图形处理器(Integrated Graphics Processor，IGP)**：是指内置于中央处理器(CPU)中的图形处理器，而非独立的图形处理单元(GPU)。这种设计旨在通过集成来降低成本和功耗，同时提供基本的图形处理能力。然而，这种配置可能在处理需要大量图形计算能力的任务(如高端游戏或复杂的三维渲染)时，表现出一定的性能限制。

699. **冷却系统(Cooling System)**：由于一体机采用紧凑设计，其内部硬件的散热问题显得尤为重要。有效的冷却系统，包括风扇、热导管以及散热片等关键组件，这些组件共同协作，确保硬件组件在安全的工作温度范围内运行，从而防止由过热导致的性能下降或硬件损坏。这一系统对于保持一体机的长期稳定运行至关重要。

700. **用户体验(User Experience，UX)**：是指用户在使用数据产品(如软件、应用、网站等)过程中的感受、需求满足度以及易用性。一个拥有优秀用户体验设计的数据产品能够简化用户操作，提供直观的数据视图和交互方式，从而增加用户满意度和产品的使用率。

701. **数据分析(Data Analysis)**：是指使用统计学、机器学习等方法从原始数据中提取有用信息的过程。高效的数据分析能够帮助组织或个人发现潜在的业务趋势、模式和关系，为决策提供关键见解。

702. **可视化(Visualization)**：是将数据转换为图表、图形等直观视觉形式的过程，目的是更直观地展示数据，帮助用户理解和分析数据。高效的可视化能够提升数据信息的传递效率并提高理解度，促进决策过程。

703. **数据集成(Data Integration)**：是将不同来源和格式的数据整合为一致数据集的过程。这一过程对于确保数据产品能够提供全面和一致的视角非常重要。

704. **性能优化(Performance Optimization)**：是指提高数据处理速度和效率的过程，包括但不限于数据查询性能、数据加载时间。通过优化数据处理流程、算法选择及硬件资源利用，可以显著提升数据处理系统的整体性能，进而提升用户体验，确保数据的快速访问和处理。

705. **安全性(Security)**：是指保护数据免受未经授权访问、泄露、篡改和破坏的措施。这包括数据加密、访问控制、数据备份与恢复、定期的安全审计等，以保护数据的机密性、完整性、可用性和不可否认性。

706. **反馈循环（Feedback Loop）**：是指收集用户反馈和产品性能数据，然后利用这些信息来不断改进产品的机制。通过反馈循环，可以持续优化数据产品，以更好地满足用户需求。

707. **可扩展性（Scalability）**：是指数据产品在设计时考虑到的，能够有效应对不断增加的数据量、用户数、查询负载以及业务扩展需求的能力。这包括系统架构的灵活性、资源分配的合理性、算法的优化等多个方面，以确保随着时间的推移和产品规模的扩大，产品性能和效率能够保持稳定甚至提升。

（三）健康医疗数据资源

708. **个人属性数据（Personal Attribute Data）**：是指能够单独或与其他信息结合识别特定自然人的任何与个人身份或特征有关的数据。

709. **健康状况数据（Health Status Data）**：是指反映个人健康状况以及密切相关的生理、心理及社会生活状态的数据。

710. **医疗应用数据（Medical Data）**：是指在医疗活动中产生或使用的，能直接或间接反映患者健康状况、医疗服务过程及结果的数据，包括但不限于门诊记录、住院信息、检查结果、治疗方案等。

711. **卫生资源数据（Health Resource Data）**：是指反映卫生服务提供者（如医生、护士等）、卫生服务设施（如医院、诊所等）及卫生政策与规划（如医疗资源分配、公共卫生政策等）的基本情况、能力及服务利用状况的数据。

712. **公共卫生数据（Public Health Data）**：是指涉及国家或地区公共卫生状态、趋势、影响因素及公共卫生干预措施效果等相关数据。

713. **医疗健康数据分级（Classification of Medical And Health Data）**：第一级，公开可用的数据，如公共健康统计数据、不涉及个人隐私的医学研究成果等；第二级，广泛可用的数据，如部分脱敏处理的医疗记录，用于科研或公共卫生研究；第三级，特定机构或群体内部可用的数据，如医院内部患者数据，用于临床决策支持；第四级，受限访问的数据，仅在较小范围且经严格授权后可用，如涉及个人隐私的敏感医疗数据；第五级，高度受限的数据，仅在极小范围且在极严格条件下可用，如涉及国家安全或重大公共利益的医疗数据。

714. **大健康（Comprehensive Health）**：是随着时代发展、社会需求变化及疾病谱的演变,逐步确立起来的跨学科、多维度的综合性健康理念。它追求的不仅是个体身体健康,还包括心理健康、社会适应、环境和谐、道德健康等多方面的全面健康。该理念鼓励采用科学方法进行自我健康管理,如定期体检、合理膳食、适量运动等,这是基于全生命周期呵护而提出的。同时,大健康也倡导理性、高效的健康消费观,如避免不必要的医疗支出,选择性价比高的健康产品等。其范畴广泛,涵盖了与健康紧密相关的信息、产品、服务以及各类组织在促进健康方面的行动。

715. **健康管理（Health Management）**：是对个人或特定人群的健康危险因素进行全面监测、评估、干预和管理的过程。其宗旨是调动个人及集体的积极性,有效地利用有限的资源来达到最大的健康改善效果。

716. **互联网医疗（Internet Medicine）**：是互联网在医疗行业的新应用,它涵盖了以互联网为载体和技术手段的一系列健康医疗服务,如健康教育、医疗信息查询、电子健康档案、疾病风险评估、在线疾病咨询、电子处方开具、远程会诊、远程治疗和康复指导以及个性化健康管理方案制定等。

717. **医疗保险（Medical Insurance）**：是为了补偿个人因疾病风险造成的经济损失而建立的一项社会保险制度。通过用人单位和个人共同缴费,建立医疗保险基金。当参保人员患病就诊发生医疗费用后,由医疗保险机构对其给予一定的经济补偿。

718. **医疗数据（Medical Data）**：是指与医学实践、研究和管理活动直接相关的具体数据,如患者的基本信息、诊断信息、治疗记录、检查结果、药物使用记录、手术记录、病史档案、临床研究数据、医疗技术与质量评估数据等。

719. **医疗数据保护（Medical Data Protection）**：是指为确保医疗数据的安全、完整、可用,并符合相关法律法规要求,通过一系列技术手段和管理措施,包括加密技术、访问控制技术、数据备份与恢复策略等,防止数据泄露、篡改或非法访问。

720. **患者（Patient）**：是指正在接受或需要医疗服务,因患有疾病或存在其他健康问题而需要医疗专业人员进行诊断、治疗和护理的个人。

721. **个人信息（Personal Information）**：是指以电子或者其他方式记录的能够单独或者与其他信息结合识别特定自然人身份或者反映特定自然人活动情况的各种信息,包括姓名、身份证件号码、通信联系方式、住址、银行账户信息、支付账户信息、财产状况、行踪轨迹等。

722. 电子健康记录（Electronic Health Record，EHR）：是存储于特定系统的电子化记录，该系统为医疗专业人员提供服务，提供完整、准确、安全的患者数据访问，并具备警示、提示及临床决策支持功能，同时确保患者信息的隐私和数据安全。

723. 体格检查（Physical Examination）：是指对人体形态结构进行检查和评估。其内容包括但不限于：① 一般状况观察（如身体形态、精神状态等）；② 头颈部检查；③ 胸部检查；④ 腹部检查；⑤ 脊柱四肢检查；⑥ 神经反射检查。生命体征检查如心率、血压、呼吸频率等通常也包含在内。

724. 医学成像（Medical Imaging）：是指为了医疗或医学研究，以非侵入性或微侵入性方式获得人体或人体某部分内部组织影像的技术与处理过程，这一技术包括成像技术的研究与应用以及旨在改善图像质量或提供更多诊断信息的图像处理技术。前者是指图像形成的过程，涉及对成像机制、成像设备、成像系统分析等问题的研究；后者则是对已经获得的图像进行进一步的处理，旨在使原来不够清晰的图像得以复原，或者突出图像中的某些关键特征信息，或者对图像进行准确的模式分类等。

725. 内窥镜检查（Endoscopy）：是指利用内窥镜这一仪器（包括光学内窥镜、电子内窥镜等）对体内进行观察和诊断的一种医学方法。内窥镜通过人体自然腔道插入体内，能够直接观察到脏器内腔的情况，包括病变，并可进行照相、活检或刷片等操作，极大地提高了癌症等疾病的诊断准确率，同时还可用于某些治疗。

726. 临床检验（Clinical Laboratory Testing）：是指由临床实验室（如医院检验科、独立检验所等）为临床医学提供的一系列实验室检测服务，其结果可用于疾病的诊断及指导其他医疗决策。

727. 临床诊断（Clinical Diagnosis）：是指医生通过询问病史、体格检查、实验室检查等多种方式，对患者疾病的性质、病因、分类做出判断，为制定治疗方案提供依据。

728. 病理诊断（Pathological Diagnosis）：是将通过手术、活检、尸检等方式获取的组织样本经过固定、脱水、染色和封片等处理后，在显微镜下进行组织学检查，以确定疾病的性质。这一过程既适用于活体组织样本，也适用于尸体解剖获取的组织样本。病理诊断因其高度的准确性和可靠性，在肿瘤诊断中被誉为"金标准"。

729. 活检（Biopsy）：是"活体组织检查"的简称，属于病理学检查范畴。活检通过手术切取、内镜钳取、细针穿刺等方式从患者体内取出病变组织，用于明确诊断，是诊断病理学中不可或缺的部分，能够为绝大多数送检病例提供明确的组织病理学诊断,是临床诊断的重要依据之一。

730. **穿刺(Puncture)**:是在严格无菌条件下,将穿刺针刺入体腔以抽取体液、组织液或分泌物等进行化验分析,或向体腔内注入气体、造影剂等以进行造影检查,以及以治疗为目的向体腔内注入药物的一种诊疗技术。

731. **医用耗材(Medical Consumables)**:是用于诊断、治疗、保健、康复等的消耗性物品,其中部分类型为一次性使用。

732. **医嘱(Medical Order)**:是医生根据病情和治疗的需要,在医疗活动中对患者在饮食、用药、化验等方面下达的具体医学指令。医嘱的内容及起始、停止时间应当由医生负责确认,内容应当准确、清楚。每项医嘱原则上应当只包含一个内容,并注明下达的具体时间(如年月日时分)。医嘱分为长期医嘱、临时医嘱和备用医嘱三类。

733. **处方(Prescription)**:是指由注册的执业医师和执业助理医师在诊疗活动中为患者开具的,由取得药学专业技术职务任职资格的药学专业技术人员审核、调配,作为患者用药凭证的医疗文书。处方是医生为患者开具的用药指令,不同于医疗机构病区用药医嘱单。处方是医生对患者用药的正式记录,是药剂人员调配药品的依据,具有法律效力、技术要求和经济责任。

734. **护理(Nursing)**:是在应用科学指导下进行的一项实践活动,广泛涉及医院护理、社区护理、家庭护理以及老年护理、儿科护理等多个细分领域。护理工作应依据国家卫生健康委员会所制定的法律法规和相关条文进行,同时结合患者的具体情况,有计划、有目的地完成常规护理任务。在护理过程中,护理人员需密切观察患者的生命体征和病情变化,根据病情变化监测或获取相关数据,并配合医生完成对患者的治疗。同时,护理人员还需加强输液巡视和指导,并从生理、心理、社会及精神等多个维度出发,全面关怀患者的生活起居、日常活动、用药安全及精神需求。此外,护理人员还应开展危重症生命体征监测、标本采集及营养状况评估等重要工作。

735. **临床治疗(Clinical Treatment)**:是指医生根据患者的病情和病史,运用一系列医学手段和方法进行治疗、缓解症状或控制疾病发展的过程。临床治疗主要包括药物治疗、手术治疗和物理疗法等。随着医学技术的不断进步和临床研究的深入,治疗手段也在不断增多和发展。

736. **手术(Operation)**:是指医疗机构的医务人员以治疗或预防疾病为主要目的,在人体局部开展去除病变组织、修复损伤、重建形态或功能、移植组织或器官、植入医疗器械等医学操作。大多数常规手术已经过长期临床实践和科学研究验证，其安全性和有效性已得到确认。而新的手术方法通常需要经过充分的临床研究论证。

737. **化疗（Chemotherapy）**：是指使用化学药物治疗癌症的方法。化疗是治疗癌症的重要手段之一，与手术、放疗并列为癌症治疗的主要方法。手术和放疗主要属于局部治疗，对治疗部位的肿瘤及其周围区域具有较好的局部控制效果；但对于潜在的转移病灶（癌细胞已发生转移但尚未被临床检测到）和已经发生临床转移的肿瘤，其治疗效果有限。而化疗是一种全身治疗的手段，无论采用何种给药途径（口服、静脉和体腔给药等），化疗药物都会随着血液循环遍布全身各部位。因此，对一些有全身播撒倾向的肿瘤及已经转移的中晚期肿瘤，化疗都是主要的治疗手段。

738. **靶向治疗（Targeted Therapy）**：是在细胞分子水平上的一种针对已经明确的致癌位点（如肿瘤细胞内部的特定蛋白质或与其相关的信号通路）的治疗方式。治疗药物进入体内后能特异性地与致癌位点结合并发挥作用，从而使肿瘤细胞死亡，而对肿瘤周围正常组织细胞的影响较小。分子靶向治疗也被称为"生物导弹"。

739. **细胞治疗（Cell Therapy）**：是指利用患者自体（或异体）的成体细胞（或干细胞）对组织、器官进行修复的一种治疗方法。该方法可用于治疗多种疾病，例如：通过造血干细胞移植治疗骨髓疾病，如白血病、骨髓瘤等；通过干细胞治疗促进某些类型晚期肝硬化患者的肝再生；通过干细胞治疗促进股骨头坏死患者的骨修复；以及作为恶性肿瘤治疗的一种手段，采用嵌合抗原受体 T 细胞疗法杀死特定癌细胞；同时，它也可作为心肌梗死的辅助治疗，通过干细胞治疗促进心肌再生。

740. **移植（Transplantation）**：是指将细胞、组织或器官通过手术或其他方法，移植到自体不同部位或另一个个体的所需位置，以恢复或改善受损部位功能的医疗手段。根据移植物的类型不同，移植具体分为细胞移植、组织移植和器官移植。

741. **器官移植（Organ Transplantation）**：是将功能良好的器官通过手术方法植入另一个个体内，以替代因疾病而丧失功能的相应器官，并经过术后护理和康复，使该器官功能得到恢复的一种医疗手段。

742. **恶性肿瘤（Malignant Neoplasms）**：是指恶性细胞异常增生并扩散，浸润并破坏周围组织和器官,可以经血管、淋巴管和体腔转移到身体其他部位的疾病。

743. **心血管疾病(Cardiovascular Diseases)**:是指影响心脏和血管结构或功能的一系列疾病,又称为循环系统疾病。心血管疾病主要包括缺血性心脏病、心肌病、风湿性心脏病、高血压性心脏病、心肌炎、心律失常、主动脉疾病、外周动脉疾病以及其他相关疾病。

744. **脑血管疾病(Cerebrovascular Diseases)**:是发生在脑部血管,因脑血管血液循环障碍(如血栓形成、栓塞或血管破裂)而造成脑组织损害的一组疾病。其临床表现多样,急性发病居多,多见于中老年人,常表现为偏瘫、言语障碍、感觉障碍、视觉障碍等。根据病理机制,急性脑血管疾病主要分为缺血性和出血性两类,前者包括脑梗死等,后者则包括脑出血、蛛网膜下腔出血等。

745. **呼吸系统疾病(Respiratory Diseases)**:是指影响人体呼吸系统的各种疾病,主要影响气管、支气管、肺部及胸腔。轻症患者可能表现为咳嗽、咳痰、轻微呼吸困难或喘息等症状,重症患者则可能出现严重的呼吸困难、发绀,甚至呼吸衰竭,极端情况下可导致患者死亡。在某些国家或地区,城市中该类疾病的死亡率常占据前几位,具体排名可能因地区和时间而异;而在某些农村地区,由于医疗条件和环境因素等的影响,其死亡率也可能更高。

746. **消化系统疾病(Digestive System Diseases)**:是指食管炎、胃炎、肠炎、肝病、胆道疾病等消化系统相关疾病,临床上十分常见。近年来,有统计数据显示,胃肠病和肝病在全球范围内产生了显著的疾病负担,尤其在中国,这类疾病对患者健康有严重影响。在中国,胃癌和肝癌是恶性肿瘤患者的重要死因。

747. **神经系统疾病(Nervous System Diseases)**:是指发生于中枢神经系统、周围神经系统以及自主神经系统的,以感觉、运动、意识、认知、情绪及自主神经功能障碍为主要临床表现的一大类疾病。

748. **泌尿系统疾病(Urinary System Diseases)**:泌尿系统各器官(肾脏、输尿管、膀胱、尿道)都可能发生疾病,并影响整个系统。泌尿系统的疾病既可由身体其他系统病变引起,又可影响其他系统甚至全身。症状主要表现在泌尿系统本身,如排尿改变、尿液异常、肿块、疼痛等,但也可能引发其他并发症,如高血压、水肿、贫血等。泌尿系统疾病的类型多样,其中一些与其他系统疾病有相似之处,包括先天性畸形、感染、免疫反应性疾病、遗传性疾病、外伤、肿瘤等;但又有其特有的疾病,如肾小球肾炎、尿石症、肾衰竭等。

749. **糖尿病（Diabetes Mcllitus，DM）**：是一种由多种病因引起的以高血糖为特征的代谢性疾病。高血糖则是由胰岛素分泌不足或（和）其生物作用受损引起。长期血糖增高可引起眼、肾、心脏、血管、神经等组织的慢性损害及功能障碍。

750. **骨关节疾病（Osteoarthritis）**：是指影响骨骼和关节结构及其功能的各类疾病，包括但不限于退行性骨关节炎、滑囊炎、滑膜炎、颈椎病、腰椎病、肩周炎、骨质增生、风湿性关节炎、类风湿性关节炎、股骨头坏死等。

751. **免疫性疾病（Immune Diseases）**：是指免疫系统功能异常导致组织损伤和功能障碍的一类疾病。这包括免疫系统错误地攻击自身组织的自身免疫性疾病，以及由先天或后天性原因导致的免疫系统结构或功能上的其他异常。

752. **队列研究（Cohort Study）**：是将某一特定人群（即队列）按照是否暴露于某可疑因素或暴露程度的不同，分为不同的亚组，并追踪观察这些亚组成员在一段时间内的健康状况或特定结局（如疾病）的发生情况。通过比较不同亚组之间结局发生率的差异，结合统计学分析，可以评估暴露因素与结局之间是否存在因果关联及关联的强度和方向。这是一种重要的观察性研究方法，在流行病学和公共卫生研究中广泛应用。

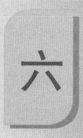

六 生物样本与信息学

（一）生物样本信息

753. 生物样本（Biological Sample）：是指任何包含人体生物信息的生物物质，包括人体组织、血液、分泌物、排泄物以及通过物理方法（如离心、过滤）从这些原始物质中直接分离出的未改变其化学性质的组分。

754. 新鲜样本（Fresh Sample）：是指从生物体中分离后，立即或在极短时间内收集，并仅经过不影响其原始生物状态和成分的基础处理（如简单的收集和物理标记），未经过任何化学或复杂生物处理过程的生物样本。

755. 冷冻样本（Frozen Sample）：是指被迅速降温并稳定保存在适当温度环境（如液氮的-196℃）中的生物样本，以确保样本中的生物分子保持其结构和功能的完整性。

756. 石蜡组织样本（Paraffin-embedded Tissue Sample）：是指经过中性福尔马林等适宜的固定液固定、脱水后，再用石蜡包埋处理所保存的生物组织样本，常用于制备显微切片进行观察。

757. 正常组织（Normal Tissue）：是指经病理诊断确认无异常细胞增生、炎症或其他病理改变的组织。

758. 肿瘤旁组织（Para-Tumoral Tissue）：是指位于肿瘤边缘，经病理诊断明确不含肿瘤细胞，但可能包含炎症、纤维化、正常组织或癌前病变等特征的组织。

759. 肿瘤组织（Tumor Tissue）：是指位于肿瘤病灶部位，由异常增生的细胞（可能是良性或恶性）构成的组织。其中，恶性肿瘤组织具有无序生长、侵袭性和可能转移的特性。

760. **血液(Blood)**：是流动在人的血管和心脏中的一种红色、略带黏稠的液体,通常呈现半透明状。血液由血浆和血细胞组成,血细胞主要包括红细胞、白细胞和血小板三类细胞。血液具有运输、调节人体温度、防御、调节人体渗透压和酸碱平衡等多个重要功能。

761. **全血(Whole Blood)**：是指从人体内直接采集,未经过任何处理,包含血细胞(红细胞、白细胞、血小板)和血浆在内的所有血液成分的混合物。

762. **血清(Blood Serum)**：是指血液完全凝固后,在血浆中除去纤维蛋白原及所有凝血因子后分离出的淡黄色透明液体。

763. **血浆(Blood Plasma)**：是指抗凝全血离心后的上清液,主要含有各种凝血因子、蛋白质、电解质,不含血细胞。

764. **尿液(Urine)**：是生物体排出的多余水分、无机盐、代谢物或溶质等的混合液体,一般呈淡黄色或无色。人类尿液形成是血液流经肾小球时,血液中的尿素、尿酸、多余的水分和无机盐等物质以及可能微量的其他代谢物或溶质(如在正常情况下不被重吸收的葡萄糖,但在糖尿病等病理情况下葡萄糖可能增加)通过肾小球的滤过作用进入肾小囊腔,形成超滤液(原尿),随后超滤液(原尿)在肾小管中经历重吸收和分泌作用,最终形成终尿并排出体外。

765. **粪便(Feces)**：是人或动物的大肠的最终排泄物,主要由水分、固体物质组成。固体物质中包括未消化的食物残渣(如纤维素)、细菌、肠道细胞以及无机盐、少量的脂肪和蛋白质等。粪便的成分和比例受饮食、健康状况和个体差异等多种因素影响。粪便中可能含有一些微生物合成的维生素,如维生素 K。

766. **脑脊液(Cerebrospinal Fluid, CSF)**：是存在于脑室及蛛网膜下腔的一种无色透明、主要由水和电解质以及少量蛋白质、葡萄糖等其他成分组成的液体。脑脊液包围并支持着整个脑及脊髓,对外伤起一定的保护作用。它通过脑脊液循环帮助清除代谢产物和炎性渗出物,类似于身体其他部位淋巴液所起的作用。

767. **关节积液(Arthrohydrops)**：关节内正常时有适量关节液,以营养关节软骨、润滑关节、减少关节活动时的摩擦。关节液由关节滑膜分泌,在关节活动时关节液不断循环更新。当关节产生病变或由于某些全身性疾病影响时,关节内可形成过多积液,导致关节肿胀、疼痛、不适及活动受限。

768. **胸腔积液(Pleural Effusion)**：是以胸膜腔内病理性液体积聚为特征的一种常见

临床症候。正常人胸膜腔内有少量(5~15 mL)液体,在呼吸运动时起到润滑胸膜的作用。胸膜腔内液体不断形成与吸收,以维持动态平衡。任何原因导致胸膜腔内液体产生增多或吸收减少,即可产生胸腔积液。胸腔积液按其发生机制可分为漏出性胸腔积液和渗出性胸腔积液两类。

769. **腹水(Ascites)**：正常状态下,人体腹腔内有少量液体(一般少于200 mL),对肠道蠕动起润滑作用。在病理状态下,腹腔内液体量异常增加,并可能伴随其他症状时,被称为腹水。腹水的形成可由多种病因引起,包括但不限于心血管病、肝病、腹膜病、肾脏病、营养障碍疾病、恶性肿瘤腹腔转移、卵巢肿瘤、某些结缔组织疾病等。

770. **核酸(Nucleic Acid)**：是脱氧核糖核酸(DNA)和核糖核酸(RNA)的总称,是由许多核苷酸单体聚合成的生物大分子化合物,作为遗传信息的存储和传递载体,是生命活动的基础物质之一,广泛存在于所有动植物细胞、病毒及微生物体内。

771. **脱氧核糖核酸(Deoxyribonucleic Acid,DNA)**：是生物体内遗传信息的主要载体,携带有合成RNA和蛋白质所必需的遗传信息,对生物体的发育和正常功能至关重要。它是由脱氧核糖核苷酸组成的大分子聚合物。脱氧核糖核苷酸由碱基、脱氧核糖和磷酸构成,其中碱基有4种:腺嘌呤(A)、鸟嘌呤(G)、胸腺嘧啶(T)和胞嘧啶(C)。

772. **核糖核酸(Ribonucleic Acid,RNA)**：是指存在于生物细胞以及部分病毒、类病毒中的遗传信息载体。它是由核糖核苷酸通过磷酸二酯键连接形成的长链状分子。一个核糖核苷酸分子由磷酸、核糖和碱基构成。RNA的碱基主要有4种,即腺嘌呤(A)、鸟嘌呤(G)、胞嘧啶(C)和尿嘧啶(U),其中尿嘧啶(U)取代了DNA中胸腺嘧啶(T)的位置。核糖核酸在体内的主要作用是引导蛋白质的合成,并参与多种其他生物过程。

773. **信使核糖核酸(Messenger RNA,mRNA)**：是以DNA的一条链为模板,在DNA依赖的RNA聚合酶的催化下转录而来的、携带遗传信息并能指导蛋白质合成的单链RNA。

774. **蛋白质(Protein)**：是生命活动中极为重要的有机大分子,是构成细胞并承担生命活动的主要物质。蛋白质由20种基本氨基酸以不同的顺序和比例组合而成,这些组合赋予了蛋白质各种功能和特性,使它们能够参与各种生命活动,如催化反应、传递信息、提供结构支持等,并在体内不断进行代谢与更新。机体中的每一个细胞和所有重要组成部分都含有蛋白质。

775. **类器官（Organoids）**：是指由多能干细胞（包括成体干细胞）或直接从患者体内提取的组织（包括肿瘤组织）在特定体外微环境下培养，通过自我组装、增殖分化诱导生成的具有类似真实器官空间结构和细胞类型的三维组织结构。这些类器官能模拟来源器官或组织的生理功能，并能在体外长期培养，保持稳定的表型和遗传学特征，在形成过程中再现了体内器官发生的关键细胞分化与排列事件，为疾病研究、药物筛选等提供了有力的工具。

776. **人源肿瘤类器官（Patient-Derived Tumor Organoid, PDO）**：是将取自患者体内的肿瘤组织在实验室经三维（3D）培养形成的"微小肿瘤"。研究表明，肿瘤类器官能够保留患者肿瘤组织的异质性，与患者来源肿瘤在病理学、组织学和基因组等方面保持高度一致性，从而可用于预测患者对治疗的反应，具有较高的准确性，是体内肿瘤的"体外模型"，可以作为患者的"个性化治疗测试模型"。

777. **人源肿瘤异种移植模型（Patient-Derived Tumor Xenograft, PDX）**：是将来源于患者的肿瘤组织植入免疫缺陷小鼠体内后形成的移植瘤模型。人源肿瘤异种移植模型因能够保留大部分原代肿瘤的组织病理学、分子生物学和基因组特征，而具有出色的临床疗效预测价值。在新药研发的多个关键环节（如药物筛选、药效验证、临床试验患者分层等），人源肿瘤异种移植模型均得到了广泛应用，特别是在推动个性化医疗发展方面具有重要意义。

778. **人类遗传资源（Human Genetic Resources）**：包括人类遗传资源材料和人类遗传资源信息。人类遗传资源材料是指含有人体基因组、基因等遗传物质的器官、组织、细胞等。人类遗传资源信息是指通过分析这些遗传材料所获得的数据和相关信息。

779. **遗传性疾病家系（Genetic Disease Pedigree）**：是指涉及三代以上（含三代）的具有明确遗传性疾病的家系，以及具有非疾病相关的遗传性特殊体质或生理特征的家系。高血压、糖尿病等常见多基因疾病的家系不属于此定义范围。

780. **特定地区人类遗传资源（Human Genetic Resources in Specific Areas）**：是指在相对封闭或具有独特自然环境条件下长期生活的人群所携带的，展现出独特体质特征或生理适应性的遗传资源。特定地区不以是否为少数民族聚居区为划分依据。

781. **大规模人群研究（Large Population Study）**：包括但不限于队列研究、横断面研究、流行病学研究及病例对照研究。为获得相关药品和医疗器械在我国上市的许可而进行的临床研究不在此列。

782. **生物样本库（Biobank）**：是指专门用于收集、存储、管理和分发人类生物样本（如血液、组织、细胞等）的合法机构或设施。

783. **虚拟样本库（Virtual Biobank）**：是指用于集中存储、管理和远程访问非本地样本的数字化信息，包括数字病理图像、苏木精-伊红染色（HE 染色）切片图像、免疫组织化学切片图像及其他相关的分子数据等，可以作为远程样本资源的信息交流中心。

784. **样本库管理（Biobank Management）**：是对规范操作的制度实施和监管，包括样本的采集、处理、存储、分发以及质量控制等关键环节。管理结构、设计及复杂性因样本库规模、存储目的、支持来源和机构隶属关系不同而不同。

785. **信息管理系统（Information Management System）**：是指用于管理人类生物样本库所有运营活动及相关数据的综合软件及硬件系统，包括但不限于生物样本的采集、处理、存储、分发、研究数据的管理和应用支持及质量控制等各环节的信息。

786. **质量管理系统（Quality Management System，QMS）**：是基于如 ISO 9001 等国际公认的质量管理体系标准，为全面覆盖企业内部质量管理流程而开发的系统。其核心价值在于建立并维护企业质量管理的持续改进机制，旨在通过系统的方法不断提升企业的产品质量保证能力，从而适应并推动企业在不断变化的市场环境中实现质量管理模式的优化和升级。

787. **质量保证（Quality Assurance，QA）**：是包括规划、实施、记录、评估和改进几个方面的综合性管理方式，该管理方式旨在确保所有操作或元素均符合既定的标准和质量要求。它与质量管理系统紧密相关但侧重不同。

788. **质量控制（Quality Control，QC）**：是采用特定测试方式来监控和验证产品或服务是否符合既定的质量标准或要求，这涉及样本的采集、处理和储存，考虑测试方法的精度和适用性，确保设备的性能和操作流程的准确性，以及监控和管理检测效率、耗材、试剂、仪器和设备。

789. **文件（Document）**：是提供、发布和传播信息的载体。每个样本库都应该有文件管理制度来确保标准操作程序的保管和修订。文件的修订应遵循既定的审批流程，并由相应层级的人员进行审批，以确保文件的准确性和可追溯性，同时修改日期应明确记录。

790. **记录（Records）**：是指登记在册、按规定期限保存、可追溯的信息。记录原则上不应轻易修改，但在必要时（如错误更正、信息更新等），应按照规定的程序进行修改，并确保修改的可追溯性。质量负责人应负责建立正式的记录保存流程，并确保记录的安全，以及保证内审和外审的顺利进行（如例行检查、健康和安全认证检查）。

791. **可追溯性（Traceability）**：是指追溯对象的历史、应用情况或当前所处位置的能力。当考虑生物样本库时，可追溯性具体涉及以下几个方面：生物样本的采集、处理、存储、分发以及样本在研究或临床应用中的使用、分析和结果等详细情况；以及原材料（如采集管、保存液）的来源信息；样本在库内的具体存储位置及其移动历史记录；以及样本测试结果的详细记录和数据分析过程。可追溯性的概念在多个领域有广泛应用，在计量学领域中，通常采用 ISO/IEC 指南 99 中的定义。

792. **验证（Verification）**：是指通过提供客观证据来确认规定要求已得到满足的过程。这些客观证据通常来源于检验、测量或其他形式评估（如文件审查）的结果。进行验证的活动通常被称为验证过程。"已验证"这一术语用于明确表示某项规定要求已经通过特定的验证程序得到了满足，是产品或服务符合既定标准的重要依据。

793. **个人可识别信息（Personally Identifiable Information）**：是指以电子或者其他方式记录的能够单独或者与其他信息结合识别特定自然人的各种信息，包括自然人的姓名、出生日期、身份证件号码、生物识别信息、住址、电话号码、电子邮箱地址以及行踪信息等。

794. **标识（Tagging）**：是指在研究、实验或存储过程中，对生物样本采用特定的物理（如标签、条形码等）或电子（如 RFID、二维码等）标识方法进行标记，从而准确识别、追踪定位样本或快速获取与样本相关的其他重要信息。

795. **伪名化（Pseudonymization）**：是指对个人数据进行处理，使得在不使用额外信息的情况下，无法直接识别出特定主体的方法。处理后的数据本身仍可被进一步处理和使用，而额外信息则保持独立存储，并通过技术和组织措施确保个人信息无法被关联到某个具体可识别的主体。

796. **匿名化（Anonymization）**：是指通过技术手段对个人数据中的可识别信息进行处理，如完全删除或替换，以消除重新识别个体（如参与者或捐赠者）的可能性。这有助于保护捐赠者的隐私，但匿名化处理本身并不直接涉及或影响捐赠者可能享有的其他权利(如撤回同意等)。同时,匿名化处理后的数据在遵循相关法律法规和伦理规范的前提下,仍可用于今后的研究。

797. **生物安保(Biosecurity)**:是指针对生物样本库保存、运输和(或)提供的病原体、基因修饰有机体、产生毒素的全部或部分有机体,必须实施个人和机构的保护措施及流程,以防止其丢失、偷盗、误用、转移,以及有意或无意地泄漏。

798. **生物安全(Biosafety)**:是指为了防止病原体和毒素的暴露及泄漏,保障人员健康、环境安全和样本完整性所必须遵循的一系列基本原则、技术要求和操作规程。它是生物样本库和其他涉及生物材料操作场所的基本安全要求。

799. **知情同意书(Informed Consent)**:是指个体(或其法定监护人)在全面了解研究目的、过程、可能的风险与受益,以及隐私保护措施后,基于自愿原则参与研究或捐赠生物样本而签署的正式书面文件。

800. **知情同意(Informed Consent)**:是指确保捐赠者获得充分的信息,以便其能够自主地决定是否向样本库捐赠样本和个人信息,以及是否同意这些样本和信息在未来被用于特定的科学研究目的,包括了解研究过程、可能的风险及益处的过程。这一过程是生物医学研究中法律和伦理框架的基本要求。

801. **样本捐赠者(Sample Donor)**:是指捐赠自身或家族等的生物样本以用于生物医学研究的、具有完全民事行为能力的自然人。

802. **供体(Donor)**:是指提供生物样本及(或)相关数据的有机体,如人类、动物、植物等。人类供体特指提供生物样本的人类个体。

803. **采集(Collection)**:是指直接获取所需要的人类生物样本及其相关数据的过程。

804. **收集(Procurement)**:是指通过协商、获取许可、运输等多种方式,从指定来源获得生物样本的过程,以确保样本的合法性和可用性。

805. **制备(Preparation)**:是指在生物样本收集之后,为使其适用于未来生命周期的使用、储存或分发而在实验室中进行的活动。这些活动包括离心、匀浆、纯化、固定、稳定、分配/分装、过滤、分类、培养、真空干燥、冷冻干燥、冷冻和解冻、组织切片、分馏、冻存等。

806. **生物样本保藏(Biobanking)**:是指生物样本的收集、制备、保存、处理、分析和分发过程。

807. **分发(Distribution)**:是指向经授权的接收者、研究机构或用户提供经选择的生物样本及相关数据的过程。

808. **弃用（Disposal）**：是指处理生物样本及相关数据的行为，通常是为了销毁，以确保它们不再被用于任何目的。

809. **销毁（Destruction）**：是指通过物理或电子手段彻底消除生物样本和（或）永久删除相关数据，以确保其不可再用的过程。

810. **材料转让协议（Material Transfer Agreement）**：是指机构与机构之间，就生物样本、相关数据或技术的转让签订的协议。该协议详细规定了转让的条件，并明确了双方在使用、保密、知识产权归属以及样本销毁或归还等方面的权利和责任。

（二）生物学技术

811. **酶联免疫吸附试验（Enzyme-Linked Immunosorbent Assay，ELISA）**：是将抗原或抗体结合在固相载体表面，利用抗原抗体的特异性结合以及抗体上标记的酶催化特定底物发生显色反应，用于检测抗原或抗体的免疫分析方法，其检测灵敏度通常可达到 ng/mL 甚至更低浓度的水平。

812. **现代生物技术（Modern Biotechnology）**：是分子生物学、细胞生物学、微生物学、生物化学工程和计算机科学等多学科交叉融合的产物，包括基因工程、细胞工程、酶工程、发酵工程等，旨在开发利用生物学原理改良生物特性或创造新生物功能的实用技术。

813. **基因重组（Gene Recombination）**：是指在生物体进行有性生殖时，来自不同亲本的遗传信息在某种机制下发生重新组合，产生新的基因型个体。有性生殖过程中的基因重组主要涉及减数分裂阶段的两个关键事件：一是减数第一次分裂前期（四分体时期）的同源染色体非姐妹染色单体之间的交叉互换，二是减数第一次分裂后期的非同源染色体自由组合。此外，基因重组还包括细菌中的自然重组过程，如转化作用中涉及的 DNA 重组、转导和接合，以及通过基因工程技术实现的体外 DNA 重组。基因重组不产生新的基因，但会产生新的基因型，从而增加后代的遗传多样性。

814. **酶工程（Enzyme Engineering）**：是利用基因工程、蛋白质工程等生物技术和化学手段对酶进行设计与改造、生产、分离纯化、固定化，并研究其在工业过程中的最优应用条件，旨在提高酶的稳定性、活性和选择性，进而提升经济效益。酶工程主要由酶的生产、酶的分离纯化、酶的固定化以及酶在生物反应器中的应用四个核心部分组成。

815. **蛋白质工程（Protein Engineering）**：是按人们的需求和意愿，通过基因操作技术间接对编码蛋白质的基因进行定向改造，从而改变蛋白质的结构以实现特定的功能，或创造具有新功能的蛋白质。

816. **无性繁殖（Asexual Reproduction）**：是一种亲体不通过雌雄性细胞（配子）的结合而产生后代个体的繁殖方式。其特点在于不经过配子结合和复杂的胚胎发育过程，且通常遗传信息不发生重组。这种繁殖方式在单细胞生物、低等多细胞生物以及部分高等生物中均有出现，如细菌的二分裂、真菌的孢子生殖、植物的营养繁殖等。无性繁殖可以通过分裂（如二分裂）、出芽（外出芽、内出芽）、孢子形成等多种方式进行，所产生的子代遗传物质与亲代基本相同，有利于在适宜环境中快速增殖种群。

817. **生物工程（Bioengineering）**：是指应用生命科学、工程学及信息技术的原理，通过操作生物体（如细胞）或其分子组分（如酶、基因等），在医疗、农业、工业等领域创造新产品、改进生产工艺或解决环境问题的综合性技术。它包括基因工程、细胞工程、发酵工程、酶工程、组织工程、生物信息学等多个分支。

818. **细胞工程（Cell Engineering）**：是指应用细胞生物学、分子生物学和工程学原理，通过类似于工程学的步骤，在细胞或细胞器水平上，对细胞进行基因编辑、培养、改造以获取特定功能或产物，用于生产特定的细胞产品、生物制品或用于基础研究、药物筛选及疾病治疗的一种生物技术。

819. **发酵工程（Fermentation Engineering）**：是指运用微生物学、生物化学、化学工程和计算机科学的基本原理，通过调控微生物的发酵环境，利用其特定的代谢途径，高效地生产有用代谢产物或直接将微生物应用于工业生产过程的一种高新技术。它不仅包括传统发酵产品的生产，还涉及新型发酵产品的开发以及微生物在环境治理、能源生产等领域的应用。

820. **基因工程（Genetic Engineering）**：又称为重组 DNA 技术，是指在体外将从生物体中分离、化学合成或从基因文库中克隆的目标基因（Target Gene），通过与质粒、病毒等载体（Vector）重组后导入原本不含该基因的受体细胞（Host Cell），使受体细胞能够表达新的基因产物并获得新的遗传特性的过程。

821. **生物固氮（Biological Nitrogen Fixation）**：是指某些特定的固氮微生物通过其特有的固氮酶系统，将大气中的氮气还原成氨的过程。

822. **人类基因组计划（Human Genome Project）**：是一项具有里程碑意义的国际合作研究计划，旨在系统测定并解析人类基因组的 DNA 序列，构建人类基因组的遗传图谱、物理图谱、转录图谱和序列图谱，对估计约 25 000 个基因进行染色体定位，并深入了解这些基因的功能。该计划的完成不仅揭示了人类基因组的奥秘，为遗传病的研究、诊断与治疗提供了重要基础，还极大地推动了生命科学、医学、农业等多个领域的发展，为生命科学领域注入了新的活力。

823. **基因芯片（Gene Chip）**：是指一种集成了大量特定序列的寡核苷酸、基因组 DNA 片段或互补 DNA（Complementary DNA，cDNA）探针的微阵列生物芯片。这些探针以微小的点阵形式高密度地排列在固相支持物上，用于与经过荧光或其他标记方法标记的生物分子样品进行杂交反应。通过控制杂交条件，如温度、时间和盐浓度等，可以实现对样品中基因表达谱的快速、高通量、定量分析。这一过程在基因表达研究、疾病诊断、药物筛选等领域具有广泛应用。

824. **cDNA 文库（cDNA Library）**：在体外通过反转录酶的作用，以细胞在某一特定时间或条件下提取的 mRNA 为模板反转录合成的 cDNA 分子与适当的载体（常用噬菌体载体或质粒载体）连接后转化受体菌，使得每个细菌含有一个 cDNA 分子的克隆。这些细菌能够繁殖并扩增，从而形成包含细胞在某一特定时间或条件下大部分或代表性 mRNA 信息的 cDNA 克隆集合，称为该组织或细胞的 cDNA 文库。

825. **DNA 杂交（DNA Hybridization）**：是一种基于互补碱基配对原则的实验技术，用于分析不同生物来源的两条或多条 DNA 链间的序列相似性或关系密切程度。

826. **DNA 印迹法（Southern Blotting）**：又称为 Southern 印迹法，是指利用琼脂糖凝胶电泳分离被限制性内切酶消化的 DNA 片段，随后将凝胶上的 DNA 变性，并通过毛细管作用或电转移等方法将变性的 DNA 片段转移至尼龙膜或其他固相支持物上。经干烤或紫外线照射固定后，再与具有互补序列的标记探针进行杂交。最后，通过放射自显影或酶反应显色等方法，检测特定 DNA 分子的含量或存在。

827. **RNA 印迹法（Northern Blotting）**：又称为 Northern 印迹法，是一种在琼脂糖凝胶中通过电泳分离 RNA，然后通过毛细管作用或电转移等方法将 RNA 转移至硝酸纤维素膜或尼龙膜上，并与特定标记的探针进行杂交，以检测特定 RNA 分子存在的方法。

828. **聚合酶链反应（Polymerase Chain Reaction，PCR）**：是一种体外 DNA 扩增技术。

该技术是在模板 DNA、引物和 4 种脱氧核糖核苷三磷酸（dNTPs）存在的条件下，依赖于 DNA 聚合酶的酶促合成反应，通过"变性—退火—延伸"三个基本步骤的多次循环，使 DNA 片段在数量上呈指数级增加，从而在短时间内获得大量所需的特定基因片段。

829. **分裂生殖（Schizogenesis）**：简称为裂殖，是由一个生物体直接分裂成两个或多个遗传上相似的新个体的过程。虽然许多单细胞生物采用分裂生殖作为主要的繁殖方式，但并非所有单细胞生物都仅依赖于此种方式。

830. **出芽生殖（Budding）**：简称为芽殖，是先在母体上长出与母体相似的芽体，这个芽体可以逐渐长大并脱离母体，形成独立的新个体。水螅等腔肠动物、海绵动物、酵母菌等采用出芽生殖的生殖方式。

831. **孢子生殖（Sporogony）**：是指某些真菌以及苔藓、蕨类等植物通过产生孢子，这些孢子在适宜的环境下经过一系列生长发育过程，最终发育成新个体的生殖方式。

832. **营养繁殖（Vegetative Reproduction）**：是指利用植物的营养器官（如根、茎、叶）在适当条件下直接生长成为新的独立植株的繁殖方式。例如，马铃薯的块茎、吊兰和草莓的葡匐茎等都能长出独立的植株。营养繁殖的方式多样，包括嫁接繁殖、自根繁殖以及压条、扦插等。

833. **生物技术制药（Biotechnological Pharmaceutics）**：是指利用基因工程、细胞工程、酶工程、发酵工程等现代生物技术，通过人为优化或创造特定条件，借助微生物、植物细胞、动物细胞或生物大分子等生物系统或其组分，生产具有预防、诊断或治疗疾病等功能的药品的过程。

834. **基因表达（Gene Expression）**：是指基因在生物体中转录成 RNA，随后 RNA 翻译成蛋白质，这一过程还包括转录后和翻译后的调控及加工。基因表达是基因在特定时间和空间上，根据生物体需求进行的精确调控过程。

835. **补料分批培养（Fed-Batch Culture）**：是指将种子接入发酵罐中进行培养，经过一段时间后，根据菌体生长和代谢产物合成的需要，间歇或连续地向发酵罐中补加新鲜培养基以补充营养物质和/或调节培养环境，从而维持菌体的继续生长并优化产物合成的一种培养方法。

836. **悬浮培养（Suspension Cell Culture）**：是指让细胞自由悬浮于培养基内生长增殖的方法。它适用于大多数非贴壁依赖性细胞，以及某些在特定条件下能够适应悬浮生长的兼性贴壁细胞。

837. **贴壁培养(Adherent Cell Culture)**：是指通常让细胞贴附于某种基质上进行生长和增殖的培养方法,它适用于大多数贴附依赖性细胞,也适用于某些兼性贴壁细胞。

838. **单克隆抗体(Monoclonal Antibody)**：是指通过细胞融合技术将能分泌特异性抗体的B淋巴细胞与具有无限增殖能力的骨髓瘤细胞相融合,形成杂交瘤细胞。随后,通过有限稀释法或克隆化技术,筛选出单克隆细胞系。这个细胞系能够产生结构和特异性完全相同、高纯度的抗体。这种抗体是针对一个抗原决定簇的,且由单一的B细胞克隆产生,因此被称为单克隆抗体。

839. **改型抗体(Modified Antibodies)**：是指将人的免疫球蛋白(Immunoglobulin, Ig)分子中的互补决定区(Complementarity-Determining Region, CDR)序列替换为鼠源性单克隆抗体的CDR序列,从而使人的免疫球蛋白分子具有与鼠源性单克隆抗体相同的抗原结合特异性。由于改型抗体中的鼠源部分仅占很小比例,因此可基本消除其免疫原性。这种改型抗体又称为CDR移植抗体。

840. **单链抗体(Single Chain Antibody)**：是由一段柔性连接肽(Linker)将抗体的重链可变区(V_H)与轻链可变区(V_L)连接起来形成的单一多肽链分子。它保留了原始抗体的抗原结合特异性,是具有抗体活性的功能结构单位。

841. **交联技术(Cross-Linking Method)**：是指一种利用双功能或多功能试剂,通过化学键和/或分子间作用力使酶分子之间、微生物细胞之间、酶与细胞之间发生交联,从而形成稳定的复合物和/或实现生物催化剂固定化的技术。

842. **分子印迹技术(Molecular Imprinting Technique)**：是指通过聚合反应制备一种对特定化合物(称为印迹分子或模板分子)具有选择性识别能力的聚合物的方法。在印迹过程中,模板分子与功能单体相互作用形成复合物,随后该复合物在交联剂的作用下被固定化,形成具有特定形状和识别位点的聚合物网络。移除模板分子后,聚合物网络中留下了能够特异性地重新结合模板分子或其类似物的空穴或识别位点。

843. **酶解法(Enzymatic Hydrolysis)**：是一种利用酶催化分解特定化学键,从而释放或获取生物分子或细胞组分的技术方法。该方法广泛应用于生物化学、分子生物学、细胞培养及组织工程等领域。其操作步骤概述如下：首先,从生物体取下所需的组织块,将其剪碎,并用特定的酶(如胰蛋白酶、胶原酶等)在适宜的温度和pH值条件下进行消化,使组织解离成单细胞悬液；然后,用适当的缓冲液洗涤、离心、去除残留的消化液及杂质;最后,再次使用缓冲液洗涤细胞,以获得纯净且活性良好的所需细胞。

844. **两步培养法(Two-Stage Cultivation Method)**:是一种优化细胞生长和次级代谢产物合成的方法。第一步在富含营养成分的生长培养基中培养,旨在实现细胞的高密度增殖和快速生长;第二步则更换为生产培养基,该培养基通常设计有较低的硝酸盐和磷酸盐含量以减缓细胞生长速度,同时减少不必要的能量消耗,并调整培养基成分以更有利于次级代谢产物的积累。此外,生产培养基还限制糖分或碳源的种类和浓度,以进一步引导细胞进入次级代谢阶段,专注于代谢产物的合成。

845. **膜分离(Membrane Separation)**:是指利用膜的选择透过性(基于孔径大小、电荷、分子极性等因素),以膜两侧的浓度差、压力差或电位差作为推动力,使溶液中各组分以不同的迁移率透过膜,从而实现物质的分离和纯化的技术。

846. **离子交换(Ion Exchange)**:是指具有特定官能团的吸附剂(通常是具有离子交换能力的树脂或纤维)上的离子与溶液中的离子发生交换的技术,其中吸附剂吸附溶液中的特定离子后,会释放出等当量的其他离子回到溶液中。离子交换技术因其高效的分离和纯化能力,在水处理中用于去除杂质离子、药物纯化中分离有效成分、化学分析中富集目标物质,以及生物化学研究中调节或控制溶液中的离子浓度等方面均有广泛应用。该技术包括阳离子交换和阴离子交换两种类型,根据具体需要选择合适的交换树脂。

847. **过滤(Filter)**:是指通过多孔性材料(如滤纸、滤网、滤膜等)截留固体颗粒,使液体(或气体)通过,从而达到分离的过程。

848. **沉降(Sedimentation)**:是指在静置或受到外力(如重力、离心力)作用时的悬浮液中,密度较大的固体颗粒因与周围液体间的密度差异而逐渐下沉的过程。这一过程利用固体颗粒和液体之间存在的密度差,使不同密度的固体颗粒以不同的速度沉降,从而达到分离的目的。

849. **重结晶(Recrystallization)**:是利用目标晶体与杂质在合适溶剂中溶解度的差异,将待提纯的晶体溶解于该溶剂中,再通过控制条件(如温度、溶剂蒸发等)使溶质重新结晶析出,以获得高纯度晶体的操作。

850. **初级分离纯化(Primary Separation and Purification)**:是指从菌体发酵液、细胞培养液、胞内抽提液(细胞破碎液)及其他各种生物原料中,通过一系列初步分离技术去除大部分杂质,并进一步纯化目标产物(如蛋白质、核酸、代谢产物等)的下游加工过程。

851. **泡沫分离技术(Foam Separation)**:是指根据表面活性的差异,将通气鼓泡在含有目标成分的液相中形成的气泡作为载体,对易于在气泡表面吸附的特定溶质(如表面活性剂、蛋白质等)或颗粒进行分离的技术。

852. **双向电泳(Two-Dimensional Electrophoresis)**:是等电聚焦电泳和十二烷基硫酸钠-聚丙烯酰胺凝胶电泳(Sodium Dodecyl Sulfate-Polyacrylamide Gel Electrophoresis,SDS-PAGE)组合的蛋白质分离、分析技术,即首先进行等电聚焦电泳(按照蛋白质的等电点进行分离),使不同等电点的蛋白质迁移至各自的等电点位置形成一维分布;然后再进行SDS-PAGE,该步骤基于蛋白质的分子量进行进一步分离,最终经染色后得到的电泳图是一个二维分布的蛋白质图,能够直观展示样品中蛋白质的等电点和分子量信息。

853. **自溶(Autolysis)**:是指细胞在特定生理条件(如细胞衰老)、特定状态(如细胞死亡)或外部刺激(如物理损伤)下,激活细胞内部酶类,导致细胞自身溶解的过程。

854. **盐析(Salt Precipitation)**:是指蛋白质在高离子强度的溶液中溶解度降低,从而从溶液中析出的现象。

855. **物理萃取(Physical Extraction)**:是指基于溶质在两相(通常为萃取剂相和原料相)中溶解度的差异,使溶质在两相间达到分配平衡,且萃取剂与溶质之间不直接发生化学反应的一种分离技术。换句话说,这利用了极性分子易溶于极性溶剂,非极性分子易溶于非极性溶剂的相似相溶原理。例如,在天然植物有效成分的提取中,常利用不同溶剂的极性差异,通过物理萃取方法实现目标成分的分离和富集。物理萃取技术被广泛应用于石油化工、抗生素生产过程中的发酵液后处理或精制过程中的辅助提取步骤,以及天然植物中有效成分的提取过程。

856. **化学萃取(Chemical Extraction)**:是指利用溶质与萃取剂之间的化学反应或相互作用,使溶质从一种溶剂转移到另一种溶剂(通常选择对溶质有特定化学反应性的溶剂作为萃取剂)中的过程。这些反应可能是酸碱反应、络合反应、氧化还原反应等。

857. **盐溶(Salting in)**:是指向蛋白质溶液中,加入低浓度的中性盐(如氯化钠、硫酸铵等)后,蛋白质的溶解度增加的现象。形成这种现象的原因主要有两方面:一是水化层的作用,即低浓度的盐类能够增加蛋白质分子周围的水化层,使得蛋白质分子更加稳定地分散在溶液中,从而提高了其溶解度;二是电荷中和效应,即盐类中的离子能够部分中和蛋白质分子表面的电荷,减少蛋白质分子之间的静电斥力,有利于蛋白质分子的溶解。

858. **凝胶过滤层析(Gel Filtration Chromatography)**:又称为分子排阻层析,是以各种具有不同孔径大小的多孔凝胶为固定相,利用溶液中各组分分子大小(及相应的进入凝胶孔隙的能力)的差异进行分离的技术。

859. **分离因子(Separation Factor)**:是指在某种分离过程中,任意两组分间能够达到的分离程度。它是用于量化描述混合体系中组分间的分离效果的一个参数。

860. **解离常数(Dissociation Constant,Ka)**:是水溶液中描述溶质解离程度的物理量。它用来衡量分子的酸性强度。对于质子给予体(如酸)来说,Ka 增大,其酸性增强。解离常数的负对数称为 pKa,即 pKa 是 Ka 的负对数。Ka 越大,pKa 越小。

861. **吸附层(Adsorption Layer)**:是指胶体颗粒表面由吸附作用形成的离子层。胶体体颗粒和溶液接触时,由于固体表面吸附力场的作用,颗粒会吸附离子(正离子或负离子),溶液中则出现过剩的离子,形成双电层。靠近颗粒表面离子浓度较高的一层就是吸附层,其厚度通常很薄,但可能因条件不同而有所变化。吸附层外离子密度逐渐减小的部分称为扩散层,其厚度因条件不同而变化,一般其厚度为 10~100 nm。

862. **亲和吸附(Affinity Adsorption)**:是指利用溶质与吸附剂之间特定的化学相互作用(如氢键、离子键、配位键等),实现溶质在吸附剂上富集的过程。这种特殊的化学作用使得溶质分子或离子能够被吸附剂表面有效地捕获。

863. **扩散层(Diffusion Layer)**:是指在胶体颗粒周围,由吸附层表面向外延伸,直至电荷影响显著减小的区域,形成的一层离子浓度逐渐降低且静电相互作用力逐渐减弱的离子分布层。

864. **十二烷基硫酸钠-聚丙烯酰胺凝胶电泳(Sodium Dodecyl Sulfate-Polyacrylamide Gel Electrophoresis,SDS‐PAGE)**:是指一种定量和定性的蛋白质分析技术。十二烷基硫酸钠(SDS)是一种阴离子去污剂,作为变性剂和增溶剂,能断裂分子内和分子间的氢键,使蛋白质分子去折叠,破坏蛋白质分子的二级、三级结构;同时,强还原剂(如二硫苏糖醇、β‐巯基乙醇)能使半胱氨酸残基之间的二硫键断裂。因此,在样品中加入 SDS 和还原剂后,蛋白质分子被解聚为组成它们的多肽链,解聚后的蛋白质分子与 SDS 结合形成带负电的蛋白质-SDS 复合物,所带电荷大大超过了蛋白质原有的电荷量,消除了不同分子间的电荷差异;同时,蛋白质-SDS 复合物的形状也基本相同,这就消除了在电泳过程中分子形状对迁移率的影响。这一技术主要用于蛋白质亚基和未知蛋白质分子量的测定。

865. **反渗透(Reverse Osmosis)**:是指一种逆向自然渗透过程的操作技术。当溶液 B(高浓度溶质侧)与纯水 A(低浓度溶质侧)通过半透膜分隔时,在自然状态下,水会从纯水 A 侧向溶液 B 侧渗透,因为溶液 B 的渗透压高于纯水 A。但如果欲使高浓度溶质侧的溶剂(水)逆向渗透到低浓度溶质侧,则在高浓度溶剂侧施加的压力必须大于其自然渗透压,从而实现反渗透过程。

866. **多克隆抗体(Polyclonal Antibodies)**:是指由单一抗原刺激多种 B 细胞克隆所产生的抗体,能识别并结合同一抗原的多个表位。

867. **次级代谢产物(Secondary Metabolites)**:是指微生物在生长到一定阶段才产生的、化学结构多样、对生物体的正常生长和繁殖不是必需的,但可能具有其他特定生理功能(如防御、信号传递等)的物质,如抗生素、毒素、激素、色素等。不同种类的微生物所产生的次级代谢产物种类和数量各不相同,它们可能积累在细胞内,也可能排到细胞外环境中。

868. **酶的化学修饰(Chemical Modification of Enzymes)**:是指对酶蛋白分子侧链上特定基团进行的化学修饰,如磷酸化、糖基化、酰化等,以调节或改变酶分子的化学性质、活性、稳定性或特异性。

869. **序列位置标签(Sequence Tagged Site,STS)**:是指一段短的、独特的 DNA 序列(通常为 200~500 bp),这种序列在染色体上的特定位置只出现一次,其位置和碱基顺序都是已知的。通过聚合酶链反应(PCR)可以检测出 STS,STS 适宜于作为人类基因组的一种地标,据此可以判定特定序列的相对位置。

870. **穿梭载体(Shuttle Vector)**:是一种克隆载体,能在两种或多种不同的宿主细胞之间进行复制和传递外源 DNA,可用于重组 DNA 在一种宿主(如大肠杆菌)细胞中克隆再在另一种宿主(如酵母)细胞中进行表达或进一步操作。

871. **信号识别颗粒(Signal Recognition Particle,SRP)**:是指在真核生物细胞质中一种 7S RNA 和六种蛋白质组成的复合体,此复合体能识别核糖体上新生肽末端的信号序列并与之结合,暂停核糖体上新生肽链的合成程。同时,它又可与内质网膜上的停泊蛋白识别和结合,从而将 mRNA 上的核糖体带到膜上。

872. **姐妹染色单体交换（Sister Chromatid Exchange，SCE）**：是指在 DNA 复制过程中形成的姐妹染色单体，在有丝分裂前期或减数分裂前期的某些阶段发生的交换，通过观察和分析这种交换的频率变化，可以评估诱变剂或其他 DNA 损伤因素对 DNA 的影响。

873. **位点特异性重组（Site-Specific Recombination）**：是 DNA 重组的一类，它发生在具有特定识别序列的 DNA 区域。介导此类重组的蛋白质通常是特异性蛋白质，如整合酶。例如，噬菌体 λ 的整合与切除就是位点特异性重组的一个实例，它是由特异性蛋白质介导的。

874. **体细胞杂交（Somatic Cell Hybridization）**：是指通过实验手段使两个不同物种的体细胞融合产生体细胞杂种，这种技术可用于遗传分析、细胞生物学研究及多种生物技术应用。

875. **体细胞突变（Somatic Mutation）**：是指非生殖细胞（即体细胞）中发生的突变，这些突变有时可以在宏观上形成可见的斑点或区域，并且一定会在细胞或分子水平上产生变化。这些突变不会通过生殖细胞传递给后代，但它们可以在受影响的细胞及其后代细胞中持续存在，有时可形成可检测的局部特征。

876. **诱变育种（Mutation Breeding）**：是指用物理、化学因素诱导植物的遗传特性发生变异，再从变异群体中选择具有优良性状的单株，进而培育成新的品种的育种方法。

877. **杂交育种（Hybrid Breeding）**：是指通过有性生殖过程，使具有不同优良性状（或遗传特性）的品种或品系间进行杂交，通过选择杂种后代中表现出优良性状的个体，利用杂种优势或其他遗传机制育成新品种。

878. **单倍体育种（Haploid Breeding）**：是指利用花药培养等技术诱导产生单倍体，并通过秋水仙碱等处理使其染色体组加倍，成为有活力、能正常繁殖的纯合植株，从而选育出新的品种的植物育种方法。

879. **转基因技术（Transgenic Technology）**：是指将人工分离和修饰过的基因导入生物体基因组中，通过外源基因的表达，引起生物体性状变化的分子生物学技术。

880. **基因治疗（Gene Therapy）**：是一种先进的生物医学技术，其基本原理是将具有正常功能或治疗作用的基因导入有基因缺陷的靶细胞中，以纠正或补偿因基因缺陷而引起的疾病，从而达到治疗的目的。

881. **生物技术（Biotechnology）**：是指以生命科学为基础，利用生物体或其细胞、组织、器官等组成部分的特性和功能,通过现代科学技术手段(如基因工程、细胞工程、酶工程等),进行设计和改造,以生产具有预期性状的新产品或提供服务的技术体系。

882. **生物技术药物(Biotechnological Drugs)**:是指采用现代生物技术,如 DNA 重组技术、发酵技术、细胞培养技术等研制的蛋白质、核酸等生物活性物质类药物。

883. **反转录法(Reverse Transcription)**:是先分离纯化目的基因的 mRNA,再以 mRNA 为模板反转录成互补 DNA(cDNA),然后进行 cDNA 的载体构建、克隆和表达。

884. **克隆化(Cloning)**:是指通过特定技术手段获得大量遗传上相同的细胞或个体的过程。

885. **人-鼠嵌合抗体(Human-Mouse Chimeric Antibody)**:是指在基因水平上将鼠源单克隆抗体可变区的重链(H 链)和轻链(L 链)基因分离出来,分别与人抗体恒定区的重链和轻链基因连接,再将这些基因共转染到骨髓瘤细胞中,就能表达完整的人-鼠嵌合抗体。

886. **双功能抗体(Bifunctional Antibody)**:又称为双特异性抗体,是一种非天然性抗体,其两个抗原结合位点具有不同的特异性。

887. **原代培养(Primary Culture)**:是指将直接从生物体内获得的组织或细胞,经过适当处理(如解离、分散,并保持其原有生长特性和功能)后,进行的初始细胞培养。

888. **接触抑制(Contact Inhibition)**:是指许多类型的细胞在基质上分裂增殖时,当细胞相互接触并达到一定密度时就会停止增殖的现象。在营养充足且环境适宜的条件下,细胞能够继续存活,但其密度不再增加。这一现象又称为密度依赖抑制。

889. **噬菌体展示抗体库(Phage Display Antibody Library)**:是指将编码抗体可变区(V 区)的基因片段组装到噬菌体载体中,并通过这些基因的表达,使得相应的抗体片段(如 Fab 片段或单链抗体)被展示在噬菌体的表面,从而构建的一个包含多种噬菌体抗体的集合。

890. **噬菌体展示抗体库技术(Phage Display Antibody Library Technology)**:是指利用噬菌体展示抗体库,筛选并富集特异性抗体的过程。

891. **噬菌体展示技术(Phage Display Technology)**:是指将外源基因编码的多肽或蛋白质与噬菌体表面蛋白质融合,并展示在噬菌体表面,且其编码基因仍保留在噬菌体内部的技术。利用该技术可以直接筛选具有特定功能的蛋白质。

892. **微载体培养（Microcarrier Cultivation）**：是指将动物细胞吸附于微载体表面，在搅拌式或通气式生物反应器中进行悬浮培养，促使细胞在微载体表面附着并增殖，并可形成单层或多层细胞的培养方法。

893. **灌流式操作（Perfused Operation）**：是指将细胞和培养基一起加入生物反应器后，在细胞增长和产物形成过程中，不断地将部分培养基取出，同时不断地补充新鲜培养基继续培养的操作技术。

894. **核移植（Nuclear Transplantation）**：是指利用显微操作技术将一个细胞的细胞核与细胞质分离，随后将这个细胞核移植到另一个已经去除了细胞核的卵母细胞或受体细胞中，构建成一个新的细胞。

895. **干细胞（Stem Cells）**：是动物体内具有自我更新能力和分化潜能的细胞，能够分化成不同类型的细胞。根据来源和分化潜能的不同，干细胞可分为胚胎干细胞、成体干细胞以及组织特异性干细胞（如造血干细胞、神经干细胞等）。

896. **组织工程（Tissue Engineering）**：是一门结合细胞生物学、材料科学和工程学原理的综合性技术，旨在通过体外培养扩增自体或异体的细胞，并将这些细胞种植在生物相容性良好且具有特定结构和功能的支架材料（即聚合物骨架）上。在适宜的生长条件下，细胞沿支架材料迁移、铺展、生长和分化，最终形成具有特定形态、结构和功能的工程化组织或器官。

897. **植物组织培养（Plant Tissue Culture）**：是指在无菌条件下，将离体的植物器官、组织、细胞或原生质体，培养在人工配置的培养基上，控制培养条件，使其生长、分化、增殖、发育成完整植株或/和生产次生代谢产物的过程和技术。

898. **克隆（Cloning）**：是指利用生物技术，产生基因型高度相似的个体的过程。

899. **新陈代谢（Metabolism）**：是生物体内进行的维持生命活动所必需的化学反应的总和，是生物体进行一切生命活动的基础。它包括同化作用（合成代谢），即生物体利用能量将简单物质合成为复杂有机物，并储存能量的过程；以及异化作用（分解代谢），即生物体分解有机物以释放能量，并产生简单物质（如水、二氧化碳和无机盐等）以供生物体进一步利用或排出的过程。

900. **细胞膜的选择透过性（Selective Permeability of Cell Membranes）**：是指细胞膜能够选择性地允许某些物质通过，如水分子经由水通道蛋白进行协助扩散，氨基酸、葡萄糖等则可能通过协助扩散或主动转运等方式穿越细胞膜。而其他物质，包括但不限于某些离子、小分子以及大分子（如蛋白质和核酸等），在缺乏特定转运机制的情况下，通常不能自由通过细胞膜。

901. **姐妹染色单体（Sister Chromatids）**：是指在 DNA 复制过程中形成的，由同一个着丝点连接着的两条携带相同遗传信息的染色单体。在有丝分裂后期，这两条染色单体保持连接状态；当着丝点分裂时，它们便分离成为两条独立的染色体。

902. **细胞分化（Cell Differentiation）**：是指在个体发育过程中，同一或相似细胞的后代在形态、结构和生理功能上发生稳定性差异的过程。

903. **细胞全能性（Cell Totipotency）**：是指已经分化的细胞，在一定条件下，如通过离体培养，仍然具有发育成完整生物体的潜能。这意味着，虽然细胞在生物体内已经承担了特定的功能，但其内部仍然保存着完整的遗传信息，在特定条件下有可能重新发育成一个完整的生物体。

904. **细胞癌变（Cellular Carcinogenesis）**：是指在生物体的生命周期中，某些细胞受到各种致癌因子的作用，经过一系列复杂的遗传和表观遗传学的改变，增殖失控，转变为连续分裂的癌细胞的过程。

905. **细胞衰老（Cellular Aging）**：是指细胞在生命过程中逐渐发生的生理和生化变化，这些复杂的变化最终体现在细胞的形态、结构和生理功能的衰退上。

906. **光合作用（Photosynthesis）**：是指绿色植物（以及某些细菌，如蓝细菌）利用光能，通过叶绿体（以及某些细菌中的类似结构），把二氧化碳和水转化成储存能量的有机物并且释放出氧气的过程。

907. **水分代谢（Water Metabolism）**：是指生物体（包括绿色植物）对水分的吸收、运输、利用和散失的过程。这一过程对于维持生物体的正常生理功能至关重要。

908. **渗透作用（Osmosis）**：是指水分子（或其他溶剂分子）自发地从低渗透压溶液（或高水分子浓度溶液）通过半透膜向高渗透压溶液（或低水分子浓度溶液）扩散的现象，其驱动力是渗透压差。

909. **蒸腾作用（Transpiration）**：是指植物体内的水分，以水蒸气的形式通过叶的气孔散失到大气中的过程，是植物体内水分平衡和矿物质营养运输的重要驱动力。

910. **选择吸收（Selective Absorption）**：是指植物对外界环境中不同离子的吸收所具有的选择性。植物根据自身需求，选择性吸收溶液中的离子，且对某些离子表现出明显的偏好或排斥。

911. **细胞呼吸（Cellular Respiration）**：是指生物体内的有机物在细胞内通过一系列

有序的酶促反应进行氧化分解,生成二氧化碳,并释放出能量的过程。

912. **有氧呼吸(Aerobic Respiration)**:是指细胞在氧气参与下,通过酶的催化作用,将糖类(如葡萄糖)彻底氧化分解,产生二氧化碳和水,同时释放出大量能量的过程。

913. **无氧呼吸(Anaerobic Respiration)**:是指细胞在无氧条件下,通过酶的催化作用,将糖类等有机物不完全氧化分解形成乳酸等产物,同时释放少量能量的过程。

914. **同化作用(Anabolism)**:是指在新陈代谢过程中,生物体把从外界环境中摄取的营养物质转变成自身的组成物质的过程。

915. **异化作用(Catabolism)**:是指在新陈代谢过程中,生物体把自身的一部分物质加以分解,释放出其中的能量,并将分解产物排出体外或用于生物体的其他生命活动的过程。

916. **化能合成作用(Chemosynthesis)**:是指不能利用光能而是利用化学能来合成有机物的方式。例如,某些自养型细菌,如亚硝化细菌,能使土壤中的 NH_3 氧化为 NH_2OH,再由硝化细菌将 NH_2OH 氧化为 HNO_2,进而生成 HNO_3。利用这些氧化过程所释放的化学能,这些细菌可将无机物 CO_2 和 H_2O 合成有机物(如葡萄糖等)。这种合成作用主要由某些自养型细菌完成。

(三)生物信息学

917. **生物信息学(Bioinformatics)**:是一门融合了生物科学、计算机科学和数学等多学科领域的交叉科学,它涵盖了生物信息的获取、存储、处理、分析、解释和传播等各个方面,旨在通过综合运用各种技术和工具,深入理解和解释高通量生物数据所蕴含的生物学意义,为生命科学研究提供强有力的支持。

918. **高通量测序(High-Throughput Sequencing, HTS)**:是对传统 Sanger 测序(称为一代测序技术)的革命性改变,一次能对数百万至数十亿条核酸分子进行序列测定。高通量测序技术常被称为下一代测序技术(Next Generation Sequencing,NGS),凸显了其划时代的意义。该技术不仅极大地提升了测序的效率和通量,还使得对生物体的转录组和基因组进行全面、深入的分析成为可能,进而推动了生物学研究的飞速发展。因此,它也被广泛称为深度测序(Deep Sequencing)。

919. **第一代测序技术(First Generation Sequencing Techniques)**:以桑格(Sanger)的

链终止法为代表。该法利用一种 DNA 聚合酶来延伸结合在待测序的 DNA 模板上的引物,直到掺入一种链终止核苷酸为止。每一轮测序包含 4 个独立的反应体系,每个反应体系含有等量的 4 种脱氧核苷三磷酸(dNTP)和限量的一种特定的双脱氧核苷三磷酸(ddNTP)。由于 ddNTP 的 2′ 和 3′ 位置都不含羟基,不能形成磷酸二酯键,这使得正在合成的 DNA 链选择性地在 G、A、T 或 C 处终止。终止位置由特定 ddNTP 的类型决定。这样,每一轮反应都会产生一系列以特定 ddNTP 终止的、长度不同的 DNA 链。这些产物具有共同的起始点,但终止在不同的核苷酸上,可通过高分辨率变性凝胶电泳分离长度不同的 DNA 片段。凝胶处理后可用荧光成像或其他现代成像技术进行检测。

920. **从头测序(De Novo Sequencing)**:是指在不依赖任何现有序列资料的情况下,对某个物种进行测序的方法。通过复杂的生物信息学算法和大量的计算资源对序列进行拼接、组装,可以获得该物种的完整基因组序列。该方法用于测定未知的物种基因组序列、揭示基因组成和进化特点等。

921. **全外显子组测序(Whole Exome Sequencing)**:是指利用序列捕获技术将全基因组外显子区域 DNA 捕捉并富集后进行高通量测序的基因组分析方法,它专注于研究参与蛋白质编码的基因组区域。相比于全基因组测序,全外显子组测序成本较低,对研究已知基因的单核苷酸多态性(Single Nucleotide Polymorphism,SNP)、插入/缺失突变(Insert-Deletion Mutation,Indel Mutation)等具有较大的优势,但对于研究基因组结构变异,如染色体断裂重组等,存在局限性。全外显子组测序可以高效地进行高深度测序,具有特定的成本效益优势。

922. **全基因组测序(Whole Genome Sequecing,WGS)**:是指利用高通量测序平台对人类不同个体或群体进行全基因组测序,在全基因组范围内进行基因组序列比对、变异检测等生物信息学分析的技术手段。全基因组测序可全面挖掘遗传变异,包括较大的结构性变异,为筛选疾病的致病和易感基因、研究发病机制和遗传机制、推断种群迁徙和进化等提供重要信息。全基因组测序可以检测人基因组上的 SNP、Indel 突变,以及拷贝数变异(Copy Number Variation,CNV)、结构变异(Structure Variation,SV)、融合基因、病毒整合位点和非编码区突变等。

923. **目标区域测序(Target Region Sequencing,TRS)**:是一种通过精确设计针对研究者感兴趣基因组区域的定制引物,利用这些引物进行特异性 PCR 扩增,从而特异性地富集目标区域的 DNA 片段,随后进行高通量测序的技术手段。该技术能够高效地对大规模样本进行目标区域的测序分析,广泛应用于遗传性疾病相关位点的筛查与验证,同时适用于药物靶标基因和药物代谢相关基因的深入研究,在肿瘤学、神经退行性疾病以及个性化医疗等领域具有广泛的应用前景。

924. **mRNA 测序（mRNA Sequencing，mRNA-Seq）**：是基于高通量测序技术的一种应用,专注于研究特定细胞在某一功能状态下转录出的 mRNA 的类型与丰度。Illumina 等公司提供的 mRNA 测序技术能够全面解析转录组,包括基因表达水平、新转录本、转录异构体、剪接位点、等位基因特异性表达及罕见转录事件等。该技术无需特异性引物或探针,提供了关于转录活动的全面信息。研究人员通过单次实验即可快速获取 mRNA 的编码区及其附近的非编码区序列信息,并利用先进的样品制备技术和数据分析软件支持,在多种物种中进行 mRNA 测序研究。

925. **免疫共沉淀（Immunoprecipitation）**：是一种研究生物分子间特异性相互作用的方法。该方法通常涉及使用特异性抗体或生物素化的探针来捕获目标分子（可以是蛋白质、RNA 或其他生物分子）及与其相互作用的组分。

926. **RNA 免疫共沉淀（RNA Immunoprecipitation，RIP）**：是研究细胞内 RNA 与蛋白质相互作用的重要技术,是解析转录后调控网络动态过程的关键方法,特别有助于发现和鉴定 miRNA 的调节靶点。该技术利用特异性抗体识别并结合与 RNA 结合的目标蛋白,将 RNA－蛋白质复合物沉淀下来,随后通过分离纯化步骤,对复合物中的 RNA 进行提取和鉴定,从而揭示 RNA 与蛋白质的相互作用关系。

927. **紫外交联免疫沉淀结合高通量测序（Crosslinking-Immunoprecipitation and High-Throughput Sequencing，CLIP－Seq）**：是在全基因组水平揭示 RNA 分子与 RNA 结合蛋白相互作用的技术。其主要原理是基于 RNA 分子与 RNA 结合蛋白在紫外线照射下发生交联,利用特异性抗体沉淀 RNA－蛋白质复合物,回收其中的 RNA 片段,经添加接头、反转录 PCR 等步骤,对这些 RNA 片段进行高通量测序,再经生物信息学方法分析和处理测序数据,挖掘出 RNA 结合蛋白与 RNA 分子的相互作用规律,从而深入揭示 RNA 结合蛋白与 RNA 分子的调控作用。

928. **宏基因组（Metagenome）**：广义而言,宏基因组是指一个样本或环境中所有微生物遗传物质的总和,这些遗传物质在整体上对微生物群体的生命现象、适应性和进化等过程起着重要作用。宏基因组学是以特定样本或环境中微生物DNA的总和作为研究对象,通过高通量测序、克隆、异源表达等技术手段,筛选有用基因,研究其功能及相互关系,并揭示其规律的科学。狭义而言,宏基因组通常指环境样本中所有微生物的基因组总和。

929. 插入缺失突变(Insertion-Deletion Mutation,Indel Mutation):是指DNA序列上发生小片段插入和缺失导致的突变。

930. 拷贝数变异(Copy Number Variation,CNV):是指一个或多个DNA片段在基因组中的插入、缺失或重复,导致其拷贝数出现低于或高于正常值的变化。它是一种基因组结构变异。

931. 片段重复(Segmental Duplication,SD):一般指基因组中长度超过1 kb的DNA序列的重复出现,这些重复可以是串联的(连续排列)或间插的(散布于基因组不同位置)。片段重复在基因组进化、基因家族扩张和疾病发生中扮演重要角色。其中,串联重复是由相同或相似的DNA片段连续排列组成的,在人类基因组的多样性和人类及其他灵长类动物的基因组进化中发挥重要作用。在多个染色体上,如人类Y染色体和22号染色体,都存在片段重复序列。

932. 基因型与表型(Genotype and Phenotype):基因型是指某一生物个体全部基因组合的总称,它反映了生物体的遗传构成,即生物体所拥有的全部基因的总和;表型则是指具有特定基因型的个体在一定环境条件下所表现出来的可观察的特征或性状(包括形态、结构、生理、生化特性、行为以及疾病状态等)。基因型和表型之间的关系并不是一一对应的,同一基因型在不同的环境条件下可能表现出不同的表型,而不同的基因型在相同的环境条件下也可能表现出相似的表型。

933. 读段、重叠群和非冗余序列(Read,Contig,and UniGene):在高通量测序过程中,芯片上的每个反应会生成一条较短的序列,称为读段(Read),它们构成了原始数据。许多读段通过重叠可以组装成一个更大的片段,这样的片段称为重叠群(Contig)。进一步地,多个重叠群通过额外的信息(如配对末端读段)可以连接成一个更长的连续序列,称为支架序列(Scaffold)。当重叠群中的序列经过进一步分析,被鉴定为可能编码蛋白质的基因部分或全部时,这些序列可能被用于构建基因模型(Gene Model)或作为基因的部分或完整序列。而UniGene则是指从一组相关样本(如来自同一物种的不同组织或发育阶段)中通过去除冗余序列后得到的非冗余基因集。每个UniGene簇代表一个独特的基因,并包含了该基因在该物种中不同组织或发育阶段的所有已知序列变体（如不同的剪接体、等位基因等）。

934. **软剪切读段（Soft-Clipped Reads）**：是指当基因组发生某段缺失或转录组发生剪接时，测序过程中横跨缺失位点及剪接位点的读段（Read）在对比参考基因组时会被软件分割成两部分，分别匹配到参考基因组上缺失或剪接位点的两侧，这样的读段被称为软剪切读段。这些读段提供了关于基因组结构变异（如缺失）、转录组剪接模式以及可能的基因融合或外源序列整合的直接证据，对于深入理解基因组复杂性和基因表达调控机制具有重要作用。

935. **多重匹配读段（Multi-Mapping Reads）**：由于大部分测序得到的读段较短，一个读段可能匹配到基因组上的多个位置，往往难以准确确定其来源于基因组上的具体位置。一些工具采用统计模型，如按概率分配、最小化错误率或最大似然法等策略，尝试为这类读段找到最可能的来源位置，并可能考虑读段匹配数的多少来辅助这一判断。

936. **重叠群（Contig）**：在基因组从头测序过程中，通过读段（Read）的拼接可以获得重叠群（Contig）。为了提高基因组组装的连续性和准确性，通常会构建长片段文库（如454双端测序文库等），这些文库包含了一定大小（如3 kb、6 kb、10 kb 和20 kb）的 DNA 片段，并可以获取这些片段两端的序列。基于这些序列信息，可以确定重叠群之间的顺序关系，进而将这些顺序已知的重叠群组装成支架序列（Scaffold）。

937. **重叠群 N50（Contig N50）**：是基因组组装质量的一个度量标准，用于评估组装的连续性和完整性。在基因组测序和组装过程中，原始的测序读段（Read）被算法拼接成更长的连续序列片段，即重叠群（Contig）。这些重叠群之间可能因未能完全拼接而存在间隙。重叠群 N50 是将所有重叠群按照长度从大到小排序后，累积长度达到总长度一半时的那个重叠群的长度。

938. **支架序列 N50（Scaffold N50）**：是用于评估基因组组装质量的一个度量标准，与重叠群 N50 类似，但它关注的是更高层次的基因组组装结构——支架序列。支架序列是由重叠群通过一定的连接信息（如配对末端读段或长距离连接读段）组装而成的更长的序列，这些支架序列之间可能存在未知的序列间隙（Gaps）。

939. **测序深度和覆盖度（Sequencing Depth and Coverage）**：测序深度是指特定区域或整个基因组平均每个碱基被测序的次数，是衡量测序数据量的一个重要指标，与测序覆盖度密切相关。增加测序深度可以提高基因组被覆盖的比例,即覆盖度。虽然测序深度的增加不能直接降低测序错误率(错误率通常与测序平台、文库质量等因素有关),但它可以提高测序结果的可靠性,从而减少由测序错误导致的不确定性。在重测序项目中,如果采用双末端或配对末端方案,当测序深度达到(10~15)×时,通常可以保证较高的基因组覆盖度。需要注意的是,由于基因组中可能存在的高 GC 含量区域、重复序列等复杂结构,测序最终拼接组装获得的序列可能无法完全覆盖所有区域,这些未覆盖的区域称为测序间隙(Gap)。例如,在一个细菌基因组测序项目中,如果覆盖度达到 98%,则表示还有 2%的基因组序列区域未能通过测序获得。

940. **德布鲁因图(De Bruijn Graph)**:是一种有向图,用于表示和处理序列数据之间的重叠关系。具体来说,它是指由一个或多个序列的所有长度为 n 的子串构建而成的有向图。每个节点代表一个长度为 $n-1$ 的子串,而每条有向边则代表一个长度为 n 的子串,其起点和终点分别是该子串的前($n-1$)个字符和后($n-1$)个字符(有 1 个字符重叠)所代表的两个节点。德布鲁因图是一种强大的工具,其独特的结构特性和广泛的应用领域使它成为计算机科学、基因组学等多个领域的重要研究对象。

941. **转录本重构(Transcript Reconstruction)**:是指利用 RNA 测序(RNA‐Seq)的数据组装成转录本。有两种主要的组装方式:① 从头构建,即在不依赖参考基因组的情况下,将有重叠的读段组装并延伸成更长的序列,拼接成重叠群(Contig)再由重叠群组装成支架序列(Scaffold),常用工具如 Velvet、Trans-ABySS、Trinity 等;② 有参考基因组重构,是指先将读段(Read)比对(Mapping)回参考基因组上,然后根据读段在基因组上的覆盖度、连接点(Junction)的信息以及转录本结构的可能情况,通过特定的算法或工具推断出转录本的序列,常用工具包括 Scripture、Cufflinks 等。

942. **基因融合(Gene Fusion)**:是指将基因组位置不同的两个基因的部分或全部序列连接在一起,形成一个新的基因。这个新基因称为融合基因,其表达产物为融合蛋白。

943. **计算生物学(Computational Biology)**:是指开发和应用数据分析技术(包括计算机仿真)来处理和解释生物学数据的学科。当前,生物学数据量和复杂性不断增长,近年来基因研究产生的数据量迅速增加,仅依靠传统的观察和实验方法已难以应付。因此,需要借助大规模计算模拟技术,从海量数据中挖掘最有价值的信息。

944. **基因组印记(Genomic Imprinting)**:是一种遗传学现象,指的是在生殖细胞(精子和卵子)形成过程中因表观遗传修饰导致那些来自特定亲本(父亲或母亲)的基因表现出亲本特异性的表达模式。印记基因的一个等位基因(来自父本或母本)因表观遗传修饰而被表达,而另一个等位基因(来自另一亲本)则被沉默。基因组印记是生物体发育过程中的一种正常且必要的表观遗传调控机制。基因组印记现象在多种动植物,包括哺乳动物(特别是人类和鼠类)和特定种类的植物中,都已被发现多年。印记的基因只占人类基因组中的少数,可能不超过5%,但在胎儿的生长发育和行为形成中起着至关重要的作用。目前人们研究认为,印记基因的异常表达或调控是引起肿瘤的重要因素之一。

945. **DNA 甲基化(DNA Methylation)**:是指在 DNA 甲基化转移酶的作用下,在基因组 CpG 二核苷酸的胞嘧啶 5′碳位上共价结合一个甲基基团。正常情况下,人类基因组中非编码区的 CpG 二核苷酸相对稀少,并且通常处于甲基化状态;与之相反,人类基因组中的 CpG 岛,其长度通常为 100~1 000 bp,富含 CpG 二核苷酸,在大多数情况下处于未甲基化状态,并且与大量人类基因组编码基因相关。据估计,人类基因组 CpG 岛约为 28 890 个,在大部分染色体上,每 1 Mb 就有 5~15 个 CpG 岛,平均每 Mb 含 10.5 个 CpG 岛,CpG 岛的数目与基因密度有正相关关系。由于 DNA 甲基化与人类发育和肿瘤的密切关系,特别是 CpG 岛甲基化所致抑癌基因转录失活问题,DNA 甲基化已经成为表观遗传学和表观基因组学的重要研究内容。

946. **CpG 岛(CpG Island)**:是基因组的某些特定区域中富含 CpG 二核苷酸(胞嘧啶-磷酸-鸟嘌呤)的区域。CpG 岛往往位于基因启动子区域的 5′端附近,也常见于多种基因的启动子区域。CpG 岛定义为长度范围为 100~1 000 bp,且至少为200 bp,GC 含量超过 50%,并且 CpG 比值(观测到的 CpG 频率与随机期望的 CpG 频率之比)高于 0.6 的区域。

947. **基因组注释(Genome Annotation)**:是利用生物信息学方法和工具,对基因组中的基因、基因间区及调控元件等进行大规模的生物学功能注释,是当前功能基因组学(Functional Genomics)研究的一个重要方向。基因组注释的研究内容包括基因识别和基因功能注释两个方面。基因识别的核心是对基因进行准确的界定,并确定全基因组序列中基因及其调控元件的确切位置和结构。

948. **期望值(Expected value)**:是衡量由随机性得到当前比对(Alignment)结果可能性的一个统计量。该值越接近零,表示通过随机性获得该比对结果的可能性越小。在搜索中,可能会为比对结果设置一个期望值阈值,如将默认值设为 10。这一设置是一个统计显著性阈值,意味着在随机搜索的情况下,平均预期会遇到不超过 10 个与当前比对结果一样好或更好的比对。如果某个比对的期望值小于这个阈值,那么该比对就更可能是具有统计学显著性的,即更可能是有意义的。

949. **保守域(Conserved Domain)**:是指蛋白质三维结构中具有特定空间结构和疏水核心,且在进化上相对保守的结构单元。在富含二硫键的结构域以及能与 Zn^{2+} 或 Ca^{2+} 结合的结构域中,疏水核的稳定性可以分别通过半胱氨酸之间的相互作用以及金属离子与特定氨基酸残基的配位来维持。具有共同功能的同源结构域通常表现出序列相似性。

950. **结构域(Structural Domain)**:是指蛋白质中独立且稳定的三维结构单元,通常由多个氨基酸残基组成。不同蛋白质分子中结构域的数目和大小各异,它们是蛋白质功能和结构的基本单位。结构域的分析对于蛋白质结构的分类和预测具有重要意义。

951. **模体(Motif)**:是指序列中局部保守且具有特定生物学意义的特定序列模式。这些模式不仅反映了分子功能、结构性质,还体现了家族成员间的相关性或进化上的保守性。它们是蛋白质或核酸序列中功能或结构上的重要保守片段。

952. **模式(Pattern)**:是指一组用于描述、识别或分类特定序列、结构或功能特征的规则、特征集合或算法。这些模式可以涵盖序列上的特定核苷酸或氨基酸组合,结构上的特定蛋白质折叠方式或三维构象,甚至包括功能上的特定相互作用或反应模式。在生物信息学中,模式被广泛用于开发算法和工具,以在海量基因组、蛋白质组或其他生物数据中搜索、识别和分析具有潜在生物学意义的序列、结构或功能特征。

953. **第二代测序技术(Second Generation Sequencing Techniques)**:又称为下一代测序或高通量测序等,是指相对于以 Sanger 测序为代表的第一代测序技术而言,具有测序产量高、通常读长相对较短、成本较低等特点的技术。第二代测序技术主要包括 Life Technologies(原 ABI)公司的 SOLiD 测序、Thermo Fisher Scientific 公司的 Ion Torrent 测序技术,以及 Illumina 公司的 HiSeq、MiSeq 等测序平台。目前,Illumina 测序技术占据市场主流。

954. **Hi‑C 测序(Hi‑C Sequencing)**：是指利用高通量测序技术,结合生物信息分析方法,研究全基因组范围内染色体 DNA 在空间位置上的关系,从而获得高分辨率的染色体三维构象信息的一种生物学技术。Hi‑C 测序源于染色体构象捕获(Chromosome Conformation Capture, 3C) 及其衍生技术,不仅可以研究染色体片段之间的相互作用,建立基因组折叠模型,还可以应用于基因组组装、单体型图谱构建、辅助宏基因组组装等,并且可以与 RNA‑Seq、ChIP‑Seq 等数据进行联合分析,从基因调控网络和表观遗传网络来阐述生物体性状形成的相关机制。

955. **单细胞测序(Single-Cell Sequencing)**：是结合单细胞分离与高通量测序技术的一种特殊测序方法,它能够在单个细胞的水平上分析基因组、转录组、表观基因组等组学数据,揭示细胞之间的异质性,以及在发育、疾病和组织微环境中细胞状态的动态变化。因此,这项技术的出现极大地推动了生物学研究的深度和广度。

956. **亚硫酸氢盐测序(Bisulfite Sequencing, BS‑Seq)**：是指先使用亚硫酸氢盐处理 DNA,然后上机测序来确定甲基化模式。用亚硫酸氢盐处理 DNA 可将胞嘧啶残基(C)转化为尿嘧啶(U),但 5‑甲基胞嘧啶残基(5mC)对其有抗性,并不会发生转变。

957. **转座酶可及染色质测序(Assay for Transposase-Accessible Chromatin with High-Throughput Sequencing, ATAC‑Seq)**：是指利用 DNA 转座酶技术实现染色质可及性分析,DNA 转座酶能够在 DNA 的可及区域进行切割,随后可以在这些切割点连接接头。紧密包裹的染色质区域 DNA 由于与蛋白质紧密结合,不会受到转座酶的切割,而开放区域的染色质 DNA 则可以被转座酶切割并在切割点连接接头。然后,将这些切割后的 DNA 片段收集在一起进行后续的建库、测序、分析,即可得到开放染色质区域的信息。

958. **DNA 酶 I 超敏感位点测序(DNase I Hypersensitive Sites Sequencing, DNase‑Seq)**：又称为开放染色质测序,是一种高通量测序技术,它利用 DNA 酶 I 对染色质 DNA 的切割作用,特别关注那些对 DNA 酶 I 超敏感的区域,这些区域通常是染色质上较为开放、转录活性较高且核小体密度较低的部分。随后,对切割产生的 DNA 片段进行测序,并将测序结果比对到全基因组上,从而精确定位这些超敏感位点的位置。虽然早期的 DNase‑Seq 实验可能确实存在耗时、耗力及重复性方面的问题,但随着技术的不断发展和优化,现代 DNase - Seq 技术已经显著提高了实验效率和数据重复性,成为研究染色质结构、基因表达调控等领域的重要工具。

959. **微球菌核酸酶测序（Micrococcal Nuclease Sequencing, MNase - Seq）**：是指利用微球菌核酸酶将未被核小体紧密包裹的 DNA 区域切割下来,而核小体保护的区域则相对保留,之后对这些区域进行测序的技术。它与 DNase - Seq 技术互补,可以推断出染色质的开放性区域。其缺点与 DNase - Seq 技术相似,可能包括酶切特异性、测序深度及数据分析复杂度等方面。

960. **功能基因组学（Functional Genomics）**：是指与结构基因组学并列,通过发展和应用新的实验手段,在基因组或系统水平上全面分析和理解基因在生物体中的功能及其如何共同影响生物体表型的一门学科。这标志着生物学研究从对单一基因或蛋白质的研究转向对多个基因或蛋白质同时进行系统的研究。功能基因组学的研究内容广泛,涵盖基因功能的多个方面,包括基因功能发现、基因表达分析及突变检测等关键技术。基因的功能多样,包括分子层面的功能（如作为蛋白质激酶对特异蛋白质进行磷酸化修饰）、细胞学功能（如参与细胞间和细胞内信号转导途径）和发育相关功能（如参与形态建成等）。为实现这些研究目标,科学家们采用了多种技术手段,现代技术则主要包括基因表达系统分析（Serial Analysis of Gene Expression, SAGE）、DNA 芯片（或微阵列）以及高通量测序（特别是 RNA - Seq）、基因敲除、基因沉默等基因操作技术等。

961. **比较基因组学（Comparative Genomics）**：是指基于测序数据,对不同物种的基因、基因组结构、基因表达模式及调控机制等进行全面比较,以研究基因的功能、表达调控机制和物种进化的一门学科。通过利用模式生物基因组与人类基因组之间在编码顺序和结构上的相似性,可以识别人类疾病相关基因,揭示基因功能和疾病分子机制,阐明物种进化关系,并揭示不同物种基因组的内在结构和差异。

962. **代谢组学（Metabolomics）**：是指利用高通量、高灵敏度与高精确度的现代分析技术,对生物体（包括细胞、组织及体液等）中的代谢物整体组成进行分析,以揭示被研究对象的生理、病理状态及其与环境因子、基因组成等之间的潜在关系。代谢组学是一种整体性的研究策略,其思路类似于通过分析汽车的尾气成分来了解汽车的运行状态,即采用一种"逆向工程学"的方法。代谢组学强调将研究对象视为一个整体来观察和分析,它是系统生物学的一个重要分支。

963. **替换打分矩阵(Substitution Scoring Matrix)**:是量化氨基酸残基(在蛋白质序列中)或碱基(在核酸序列中)替换相似度的矩阵。对于蛋白质序列,替换打分矩阵主要有多种,如 PAM 矩阵、BLOSUM 矩阵等;对于 DNA 序列,虽然不常使用"替换打分矩阵"这一术语,但在实际比对过程中也会使用相似度打分矩阵来评估序列相似度,这些打分基于碱基间的相似性或进化距离。打分时可能会考虑不同的进化模型(如转换-颠换模型)对碱基替换的影响,但打分机制本身并不等同于这些模型。BLAST 算法虽然涉及序列比对时的打分,但它本身不直接定义一个通用的替换打分矩阵,而是基于一套复杂的算法和参数,通过计算序列之间的匹配度、间隙惩罚等因素来综合评估序列之间的相似度。

964. **碱基质量值(Quality Score or Q-score)**:是指碱基被错误识别的概率的负对数值(常用以 10 为底的对数转换)的整数表示。碱基质量值越高,表明碱基识别越可靠,即测序错误的概率越小。

965. **假发现率(False Discovery Rate,FDR)**:即错误发现率,是指在多重假设检验过程中,错误地接受假的备择假设(即零假设实际上为真,但错误地判定为假)的个数占所有被拒绝的原假设个数的比例的期望值。通过设定 FDR 阈值来决定 P 值的阈值。

966. **P 值(P-value)**:是一种概率值,用于描述在原假设(通常为无效假设或零假设)为真的条件下,观测数据或更极端数据出现的概率。在统计学中,根据显著性检验方法得到的 P 值,一般以 $P<0.05$ 为常用的显著性水平,$P<0.01$ 为更严格的显著性水平。

967. **可变剪接(Alternative Splicing)**:是指有些基因的一个 mRNA 前体通过不同的剪接方式(选择不同的剪接位点)产生不同的 mRNA 剪接异构体,这一过程称为可变剪接。可变剪接是调节基因表达和产生蛋白质组多样性的重要机制,是导致真核生物基因和蛋白质数量较大差异的重要原因。在生物体内,主要存在 7 种可变剪接类型:① 外显子跳跃;② 内含子保留;③ 5′端可变位点;④ 3′端可变位点;⑤ 可变启动子;⑥ 可变终止子;⑦ 外显子互斥。

968. **外显子跳跃(Exon Skipping)**:是指在未成熟 mRNA 剪接为成熟 mRNA 的过程中,特定外显子被跳过,不包含在最终成熟 mRNA 中的现象。

969. **内含子保留(Intron Retention)**:是指在未成熟 mRNA 剪接为成熟 mRNA 的过

程中,部分或全部内含子序列被保留在最终 mRNA 分子中的现象。

970. **5′或 3′端可变剪接(5′or 3′ End Alternative Splicing)**:是指在未成熟 mRNA 剪接加工成为成熟 mRNA 的过程中,其 5′端或 3′端的外显子-内含子边界发生不同的剪接方式,导致产生多种 mRNA 异构体的现象。

971. **基因注释优化(Optimization of Gene Annotation)**:是指对原有参考基因组的注释信息进行修正和完善,以提高注释精确性的过程。

972. **基因间区(Intergenic Region)**:是指基因组中位于两个基因之间的非编码 DNA 序列。这些序列不属于基因的编码区,不直接决定氨基酸序列,但可能包含调控元件,通过转录后调控等方式影响性状的表达。

973. **非翻译区(Untranslated Regions, UTR)**:是指 mRNA 分子两端的非编码片段。5′- UTR 从 mRNA 起点的 5′端帽子结构延伸至 AUG 起始密码子,3′- UTR 从编码区末端的终止密码子延伸至多腺苷酸[poly(A)]尾的前端。

974. **开放阅读框(Open Reading Frame, ORF)**:是指 DNA 或 RNA 序列中,从起始密码子开始到终止密码子结束的一段核苷酸序列。该序列在编码区内能够不间断地编码一个完整的蛋白质或多肽链,其间不存在使翻译中断的终止密码子。

975. **编码序列(Coding Sequence, CDS)**:是指 DNA 分子中能够转录成 mRNA 并被翻译成蛋白质的核苷酸序列部分。这些序列通过遗传密码与蛋白质的氨基酸序列一一对应,且该序列在转录及翻译过程中,不考虑 mRNA 加工等导致的序列变化,直接对应着蛋白质的氨基酸序列。

976. **插入片段大小(Insert Size)**:是指构建测序文库时,插入载体中的目的 DNA 片段的大小。这一大小在测序文库制备中是一个重要参数,影响着测序数据的覆盖度和测序深度,是生物信息学分析中的重要考虑因素,尤其对于基因组组装、结构变异检测等具有重要意义。

977. **分子标记(Molecular Marker)**:是指能够直接在分子水平上检测 DNA 序列变异的一种遗传标记。它们以个体间遗传物质中核苷酸序列变异为基础,是基因水平遗传多态性的直接反映。分子标记因具有数量多、多态性高、遗传稳定、不受环境影响等特点,广泛应用于遗传育种、基因定位、种群遗传学研究等领域。常见的分子标记包括单核苷酸多态性、插入缺失突变、简单重复序列等。

978. **简单重复序列(Simple Sequence Repeat, SSR)**:是指由 1~6 个核苷酸为基本单位串联重复组成的 DNA 序列,这些序列在基因组中广泛分布,长度一般在 200 个核苷酸(nt)以下,因其具有高度多态性而常被用作遗传标记。

979. **颠换(Transversion)**:是指 DNA 分子中嘌呤与嘧啶之间的碱基替换,如腺嘌呤(A)与胸腺嘧啶(T)之间或鸟嘌呤(G)与胞嘧啶(C)之间的替换。

980. **RNA 编辑(RNA Editing)**:是指在 mRNA 分子水平上自然发生的遗传信息改变的现象。具体而言,通过酶的作用,对 mRNA 序列中的特定核苷酸进行修改(如碱基的替换或删除),从而改变 mRNA 的编码信息,使得最终翻译生成的蛋白质的氨基酸序列与基因组 DNA 中的原始编码信息不一致。

981. **差异表达转录本(Differentially Expressed Transcript,DET)**:是指在不同条件下表达水平存在显著差异的转录本。

982. **差异表达基因(Differentially Expressed Gene,DEG)**:是指在生物学研究中,多个不同条件(包括但不限于对照与处理、野生型与突变型、不同发育阶段、不同组织类型或不同环境刺激)下的基因表达水平存在显著差异的基因。这些基因通常与特定的生物过程、疾病状态或表型变异密切相关,是生物学和医学研究中的重要研究对象。

983. **生物学重复(Biological Replicates)**:是指使用来自不同生物学实体(如不同个体、不同组织或不同条件下培养的细胞)的独立样本进行实验,用以评估实验的生物变异性和可重复性。

984. **技术重复(Technical Replicate)**:是指使用同一个抽提的 RNA 样本,在相同的实验条件下进行多次相同的实验操作或测量。与生物学重复相比,技术重复不是完全独立的,因为它们共享相同的生物学样本和大部分实验条件,因此取平均值主要用于减少随机误差,但无法消除系统偏差。

985. **皮尔逊相关系数(Pearson's Correlation Coefficient)**:是指用于度量两个变量 X 和 Y 之间线性相关性的统计量,其值介于-1 与 1 之间。其中,-1 表示变量完全负相关,0 表示无关,1 表示完全正相关。在高通量测序中,将皮尔逊相关系数作为技术重复相关性的评估指标。两个重复样品的皮尔逊相关系数越接近1,说明它们的相关性越强。

986. **小 RNA(Small RNA)**:是指长度较短的一类 RNA 分子,其长度范围因类型而异,但一般小于 200 nt。主要类型包括 miRNA(长度为 20~25 nt)、siRNA(长度一般为 19~23 nt)、piRNA(长度一般为 26~31 nt)等。这些小 RNA 分子在序列、结构、表达和功能上各具特色,常与 mRNA 进行关联分析。

987. **非编码 RNA（Non-coding RNA，ncRNA）**：是指不直接编码蛋白质的 RNA，包括多种已知功能的 RNA，如 rRNA、tRNA、snRNA、snoRNA 等，以及大量未知功能的 RNA。这些 RNA 均能从基因组上转录而来，无须翻译成蛋白质即可在 RNA 水平上行使各自的生物学功能，如参与蛋白质合成、RNA 剪接、基因表达调控等过程。

988. **降解组测序（Degradome Sequencing）**：是指利用高通量测序平台，针对 miRNA 介导的靶 mRNA 的降解片段进行深度测序，鉴定 miRNA 作用的靶基因，并结合生物信息学分析确定降解片段与 miRNA 的精确配对信息。该技术能从细胞或组织中准确高效地鉴定出 miRNA 的靶基因，为研究 miRNA 与其对应的靶基因的相互关系提供准确、高效的筛选手段。

989. **长链非编码 RNA（Long Non-Coding RNA，lncRNA）**：是指在长度上超过 200 nt，且不编码蛋白质的转录本。

990. **正链/负链（Plus Strand/Minus Strand）**：在 DNA 双链中，通常将与 mRNA 序列相同（经过 T－U 替换）的链称为正链（或非模板链，也称为有义链）；而另一条序列与 mRNA 序列反向互补（经过 T－U 替换）的链称为负链（或模板链，也称为反义链），因为它是 RNA 合成时的直接模板。

991. **反义链/有义链（Antisense Strand/Sense Strand）**：在 DNA 双链中，通常将不直接作为模板指导 RNA 合成，其碱基序列与 mRNA 序列相同（经过 T－U 替换）的链称为有义链（或正链，也称为非模板链、编码链）；而另一条直接作为模板指导 RNA 合成的链，被称为反义链（或负链，也称为模板链）。

992. **链特异性（Strand-Specific）**：是指在分子生物学，特别是在高通量测序技术中，能够区分 DNA 或 RNA 分子中不同链（通常是正链和负链）的能力。具体来说，链特异性测序技术通过保留分子在测序过程中的链方向性，能够区分测序得到的读段（即 DNA 或 RNA 片段的测序结果）是来自 DNA 或 RNA 分子的正链（通常定义为与 mRNA 序列相同的链）还是负链（即与正链互补的链，也是转录过程中的模板链）。这种区分能力对于理解基因表达调控机制、鉴定非编码 RNA（如 lncRNA 和 miRNA）的来源，以及分析基因组的表观遗传特征等至关重要。

993. **基因表达谱（Gene Expression Profile）**：是指通过某种生物技术手段（如转录组测序、微阵列技术、实时定量 PCR 等）对一个特定的生理或病理状态下的细胞、组织或生物体中的全部基因或一组基因在某一特定时间点或时间段检测到的表达情况的集合。基因表达谱的研究有助于揭示基因与基因之间、基因与环境之间的相互作用关系，以及这些相互作用如何影响生物体的表型和功能。通过比较不同条件下（如正常与疾病状态、不同发育阶段、不同药物处理等）的基因表达谱，可以识别出与特定生理或病理过程相关的基因集合，为疾病的诊断、治疗、预防和药物研发提供新的线索和靶点。

994. **染色质可及性或者开放性（Chromatin Accessibility or Openness）**：是指在真核生物中，DNA 在复制、转录等过程中被解开并暴露出来的区域允许调控因子（如转录因子）结合的特征。在真核生物细胞内，DNA 与组蛋白紧密结合，形成核小体，这些核小体进一步缠绕和折叠，构成染色质的高级结构。为了进行 DNA 的复制、转录等过程，染色质的紧密结构需要被解开，使得部分区域的 DNA 变得可接近（即开放染色质）。这些被解开并暴露出来的区域为调控因子提供了结合位点，这一过程所体现的特征即为染色质的可及性或开放性。

995. **覆盖深度（Coverage Depth）**：是指测序过程中每个碱基位置被测序读段（Read）覆盖的平均次数，是衡量测序数据量的重要参数之一，直接影响测序结果的准确性和可靠性。

996. **覆盖比率（Coverage Ratio）**：是指测序过程中被实际测序到的碱基总数占目标基因组或参考基因组总碱基数量的比率。该比率通常随覆盖深度的增加而提高，但最大不超过 100%，也可能受到测序偏差（如 GC 含量偏倚）的影响，导致测序结果在某些区域出现不均匀性。

997. **回文序列（Palindromic Sequence）**：是指正读和反读均相同的 DNA 序列，具有轴对称的特性。这类序列常作为限制性核酸内切酶的识别位点，也是某些 DNA 结合蛋白的特异性结合位点，在基因表达调控和遗传稳定性中扮演重要角色。

998. **串联重复序列（Tandem Repeat Sequence）**：是指在染色体上特定区域中，一段 DNA 序列以头尾相连的方式多次重复排列形成的结构。这类序列因其高度重复性和多态性，常被用作基因组物理图谱中的分子标记，有助于基因组结构的解析和遗传变异的识别。

999. **长末端重复序列（Long Terminal Repeat，LTR）**：是反转录病毒基因组中的一个特征性结构，位于病毒基因组的两端，在病毒 RNA 反转录成 DNA 并整合到宿主细胞基因组的过程中形成。这些 LTR 不编码蛋白质，但通常包含启动子和其他调控元件，对病毒的复制和表达起重要作用。

1000. **长散在核元件(Long Interspersed Nuclear Elements, LINE)**：是指散在分布于哺乳动物基因组中的一类较长的重复序列,长度从几百到几千个碱基不等,但通常平均长度超过 1 000 bp,并以相对均匀的间隔(3 500~5 000 bp)散在分布。LINE 是反转录转座子的一种,来源于 RNA 聚合酶 Ⅱ 的转录产物。它们能够通过 RNA 介导的反转录和转座过程,将自身的 DNA 序列整合到宿主细胞的基因组中,可能导致基因的失活、异常表达或基因组结构的改变,从而与遗传性疾病或肿瘤的发生相关。

1001. **短散在核元件(Short Interspersed Nuclear Elements, SINE)**：是非自主转座的反转录转座子,它们利用长散在核元件(LINE)等自主转座元件的反转录机制进行转座。SINE 主要来源于 RNA 聚合酶 Ⅲ 的转录产物,如 tRNA、snRNA 或 5S rRNA 等小分子的 3′端序列,其长度通常在几百个碱基左右,且以不规则的间隔散在分布于基因组中。Alu 家族和 Hinf 家族序列是 SINE 的典型代表。

1002. **单核苷酸多态性(Single Nucleotide Polymorphism, SNP)**：是指 DNA 序列上单个核苷酸碱基的替换所引起的变异。这种变异在人群中的发生频率通常大于 1%,否则通常被视为点突变。在人类基因组的遗传差异中,SNP 是最常见的一种,约占所有已知遗传变异的 90%。在人类基因组中,每隔 100 至 300 个碱基就会存在一处 SNP。SNP 涉及各种类型的碱基替换,但其中胞嘧啶(C)和胸腺嘧啶(T)之间的相互转变是最常见的,约占所有 SNP 的 2/3。

1003. **同义突变(Synonymous Mutation)**：是指由于遗传密码子的简并性,即多个密码子可以编码同一种氨基酸,当 DNA 序列发生碱基替换后,产生了新的密码子,但该密码子与原密码子为同义密码子,所编码的氨基酸种类保持不变。因此,同义突变在蛋白质功能上通常不产生明显影响。

1004. **错义突变(Missense Mutation)**：是指编码特定氨基酸的密码子因碱基替换而转变为编码另一种不同氨基酸的密码子,这种改变会导致多肽链上氨基酸的种类发生变化,可能影响蛋白质的结构和功能,是许多遗传性疾病的一个重要原因。

1005. **无义突变(Nonsense Mutation)**：是指由于 DNA 序列中某个碱基的改变,导致原本代表某种氨基酸的密码子突变为终止密码子(如 UAA、UAG 或 UGA),从而使翻译过程提前终止。

1006. **移码突变(Frameshift Mutation)**：是指在 DNA 分子中,由于碱基的缺失或增加,且这种变化的数量不是 3 的倍数,从突变点开始,其后所有三联体密码子的阅读框架发生移位,造成一系列编码氨基酸的错误,通常导致蛋白质的功能完全丧失或严重受损。

1007. **基因组结构变化(Structure Variation,SV):** 是指在染色体上发生的大片段DNA序列的变异。广义上,基因组相对于正常结构发生的所有大片段的变异均可称为SV;狭义上,SV主要是指那些长度超过一定阈值(如50 kb或更长)的结构变异,包括大片段的插入、缺失、倒位、易位(即两条染色体之间的重组)等。

1008. **非冗余核酸序列数据库(Non-Redundant Nucleic Acid Sequence Database,NT):** 是NCBI维护的一个包含所有已知核酸序列的数据库,它旨在减少冗余序列,集成了来自多个来源的数据,包括GenBank和RefSeq。

1009. **非冗余蛋白质序列数据库(Non-Redundant Protein Sequence Database,NR):** 是由NCBI维护的非冗余蛋白质序列数据库,包括所有非冗余GenBank CDS的翻译序列、Refseq蛋白质序列,以及SwissProt和PDB数据库中的蛋白质序列,内容丰富。

1010. **注释的蛋白质序列数据库(Swiss-Prot):** 是经过专家注释的高质量蛋白质序列数据库,它是UniProt知识库的一个重要组成部分,由欧洲生物信息学研究所(EBI)及瑞士生物信息学研究所(SIB)等多个机构共同维护。每个条目包含蛋白质序列、引用文献、分类学信息和详尽的注释,注释内容涵盖蛋白质的功能、转录后修饰、特殊位点、二级结构等多方面信息。

1011. **基于核酸序列自动翻译的蛋白质序列数据库(TrEMBL):** 是指一个计算机自动注释的蛋白质数据库,其中的蛋白质序列主要通过自动翻译来自EMBL/GenBank/DDBJ等核酸数据库中的编码序列(CDS)得到,作为Swiss-Prot的补充。该库通过大规模的生物信息学分析和预测,为研究人员提供了大量未经人工验证但可能具有生物学意义的蛋白质序列信息。

1012. **微进化(Microevolution):** 又称为种内进化,是指在相对于物种形成等大进化事件而言较短的时间尺度上,同一物种内部基因频率发生的变化。这一过程通常涉及自然选择、遗传漂变、基因流和突变等进化机制,这些机制在短时间内产生的微小变化可以累积起来,共同导致物种内部遗传多样性的增加。尽管在某些特定条件下(如小种群中的遗传漂变),也可能观察到遗传多样性的减少。

1013. **趋同进化(Convergent Evolution):** 是指不同的生物,在相同或相似的环境条件下,由于面临相似的自然选择和适应性压力,演化出相似性状的独立进化过程。

1014. **平行进化(Parallel Evolution)**：是指两个或多个生物类群,在各自不同的生态环境中独立进化,随后因生活于相似或相同的生态环境中,而独立地发展出相似性状的进化模式。

1015. **遗传漂变(Genetic Drift)**：是指随机因素(如自然灾害、繁殖成功率的差异等)导致的有限大小种群的基因频率在世代间发生非定向变化的现象。

1016. **遗传重组(Genetic Recombination)**：是指来自两个亲本的遗传信息在生物学过程中发生的重新组合,形成两个亲本所没有的基因型组合,从而产生具有新性状后代(重组体)的现象。

1017. **两个蛋白编码基因的非同义替换率(Non-Synonymous Substitution Rate of Two Protein Coding Genes, *Ka*)和同义替换率(Synonymous Substitution Rate, *Ks*)之间的比例(*Ka/Ks*)**：在遗传学中,Ka/Ks 或 dN/dS 表示的是非同义替换(Ka)和同义替换(Ks)之间的比例,用于评估自然选择对蛋白质编码基因的影响。非同义替换(Ka)直接改变氨基酸序列,可能对蛋白质功能产生显著影响;而同义替换(Ks)则不改变氨基酸序列,因此常被用作中性进化的指标。$Ka/Ks>1$ 可能表明正向选择作用;$Ka/Ks≈1$ 可能表明中性进化;而 $Ka/Ks<1$ 则可能表明存在纯化选择,即有害的非同义替换被逐渐清除。

1018. **进化树(Evolutionary Trees)**：是指在生物学中,用来表示生物类群之间进化关系的树状图表。生物分类学家和进化生物学家根据各类生物分类单元间亲缘关系的远近,将这些生物分类单元置于树状图表上,简明地表示生物的进化历程和亲缘关系。系统发生树是进化树的一种常见表示形式。

1019. **分子树(Molecular Tree)**：是基于生物大分子(如DNA、RNA或蛋白质)的序列数据构建的,用于反映生物分子水平上系统发生关系的树状结构。它在现代生物分类学和进化生物学中占据重要地位,能够提供关于物种起源、分化和亲缘关系的直接分子证据。

1020. **系统发生树(Phylogenetic Tree)**：是表明被认为具有共同祖先的各物种间演化关系的树状图。它通常采用树状图的形式,其中每个节点代表其各分支的最近共同祖先,节点间的线段长度通常对应演化距离(如通过分子钟模型估计的演化时间)。系统发生树是生物分类、进化生物学和比较生物学研究中的核心工具,用于揭示物种之间的进化历史和相互关系。

1021. **基因树(Gene Tree)**：是指基于单个或多个基因序列数据构建的进化树,用于反映这些基因在物种间的进化关系。

1022. **物种树（Species Tree）**：是指代表一组物种进化关系的进化树，反映了物种之间的亲缘关系和进化分支模式。

1023. **最大简约法（Maximum Parsimony，MP）**：是指通过分析形态学性状和分子序列（如DNA、蛋白质等）的差异来构建生物进化树并分析生物物种之间演化关系的一种方法。该方法假设在进化过程中，每一步发生的变化（如核苷酸或氨基酸的替换）都是最小的。它通过比较不同物种间的序列数据，对于每种树拓扑结构推断每个位点的祖先状态，并计算该拓扑结构下所需的最小变化数。随后，对所有可能的拓扑结构进行类似计算，并选择其中所需变化数最少的拓扑结构作为最优进化树。最大简约法是一种重要的系统发生学分析方法，具有其独特的优点和局限性。

1024. **邻接法（Neighbour Joining，NJ）**：是一种通过确定距离最近的成对物种，并使所有物种之间的总进化距离达到最小的聚类方法。该方法不依赖于分子钟的假设，而是通过迭代地选取物种对进行合并，以优化（即最小化）总距离的方式最终构建出进化树。

1025. **最大似然法（Maximum Likelihood，ML）**：是一种用于估计模型的参数，使得观测数据出现概率最大的统计方法。最大似然法在许多领域得到了广泛应用，如统计学、机器学习、信息论等。在生物学中，它通过分析基因序列被用于构建进化树。

1026. **转录组测序（Transcriptome Sequencing）**：又称为RNA测序（RNA‑Seq），是一种利用高通量测序技术对RNA分子进行测序和定量的技术。转录组是细胞、组织或生物体在某一特定状态下所能转录出来的所有RNA的总和，包括mRNA和非编码RNA。转录组研究是基因功能及结构研究的基础和出发点，通过新一代高通量测序，能够全面快速地获得某一物种特定组织或器官在某一状态下的几乎所有转录本及基因序列，已广泛应用于基础研究、临床诊断和药物研发等领域。

1027. **同源重组（Homologous Recombination）**：是指发生在减数分裂过程中非姐妹染色单体之间的重新组合过程，涉及DNA链的断裂、配对和再连接，从而实现DNA片段的交换。

1028. **基因本体学（Gene Onotology，GO）** 是指由基因本体论联合会创立的，旨在建立一个适用于各种对基因和蛋白质功能进行限定和描述的、并能随着研究不断深入而更新的词汇标准。GO作为多种生物本体语言的一种,提供了三层结构的系统定义方式,专门用于描述基因产物的功能。

1029. **京都基因及基因组百科全书(Kyoto Encyclopedia of Genes and Genomes, KEGG)**:是一个整合生物系统信息、基因组序列、化学分子和生物反应途径等复杂关系的综合数据库,特别注重功能信息的整合和注释。其核心组成部分包括基因蛋白序列、具有内源性和外源性的化学物质、分子相互作用网络、代谢通路图(KEGG Pathway)以及生物分类体系(KEGG Brite)等,在功能注释分析中,KEGG代谢通路图尤为关键。

1030. **直系同源蛋白簇(Cluster of Orthologous Groups of Proteins, COG)**:是指根据进化关系,将多种生物(包括但不限于细菌、藻类和真核生物等)的基因组编码蛋白分类构建而成的数据库。它对于预测单个蛋白质的功能、理解蛋白质家族的进化关系以及推断整个新基因组中蛋白质的功能具有重要价值。

1031. **第三代测序技术(Third Generation Sequencing Techniques)**:是相对于第二代测序技术而言的,主要包括PacBio公司的SMRT(Single Molecule Real-Time)测序和Oxford Nanopore公司的Nanopore测序等单分子测序技术。这些技术的主要特点是相对于第二代测序技术,读长显著增长,如PacBio测序技术可达到数万个碱基对的读长,这得益于其不使用PCR扩增步骤,避免了PCR相关的读长限制。然而,第三代测序技术目前仍面临测序错误率相对较高的挑战,因此在实际应用中,常将其与第二代测序技术(如Illumina平台)的数据结合使用,以提高测序的准确性和全面性。

1032. **宏基因组学(Metagenomics)**:又称为元基因组学、环境基因组学、生态基因组学等,这个词直接来源于"Meta"(意为"超越")和"Genomics"(基因组学)的组合。宏基因组学是以微生物多样性、种群结构、进化关系、功能活性、相互协作关系及与环境之间的相互作用为研究目的的一门新兴的学科。它专注于研究直接从环境样本中提取的所有微生物的基因组遗传物质,并通过对这些遗传信息的分析,揭示微生物群落的结构、功能和动态变化。传统的微生物研究主要依赖于实验室培养,而宏基因组学的兴起极大地扩展了对微生物世界的认识,填补了无法在传统实验室条件下培养的微生物研究的空白。宏基因组研究目前主要分为16S rRNA基因测序和宏基因组测序。16S rRNA基因测序基于其序列的保守性和变异性,成为物种分类和多样性分析的有力工具,能够提供物种分类、物种丰度以及系统进化分析等信息。宏基因组测序则更进一步,它不仅涵盖了物种分类和丰度分析,还能够深入挖掘微生物群落中的基因功能、代谢通路以及它们与环境之间的相互作用,为理解微生物在生态系统中的作用和机制提供了更为全面和深入的视角。

1033. **小 RNA 测序(Small RNA Sequencing)**:是指针对小 RNA(主要包括 miRNA、piRNA、siRNA 等)进行高通量测序分析的生物技术。这些小 RNA 作为体内重要的调节分子,参与基因转录后调控,诱导基因沉默,进而影响细胞生长、分化、个体发育和生殖等关键生物学过程。小 RNA 测序技术通常包括 RNA 提取、小RNA 富集、cDNA 文库构建、PCR 扩增(可选,取决于具体平台)、高通量测序等步骤,能够一次性获得单碱基分辨率的数百万条小 RNA 序列信息。通过数据分析,可以鉴定已知小 RNA,预测新的小 RNA 及其靶标,并探究小 RNA 与表型之间的相互作用关系。

1034. **数字化表达谱分析(Digital Gene Expression Profile,DGE)**:是指利用高通量测序技术和高性能计算分析技术,经济、快速地检测某一物种特定组织在特定状态下基因表达情况的技术。DGE 通常通过特定的方法(如 Tag - Seq)获取 mRNA 3′端或附近的序列标签(Tag),这些标签带有 poly(A)尾,随后对这些标签进行测序并统计其频率,以此反映对应基因的表达水平。DGE 技术已广泛应用于基础科学、医学和药物研发等领域。其特点是经济高效,但相对于转录组测序,其数据量可能较为有限。若需获得转录本更全面的基因表达信息或转录本结构信息,则通常采用转录组测序方法。需要注意的是,DGE 并不直接依赖于 poly(A)尾来筛选或捕获表达的基因,因此理论上也适用于原核生物(尽管实际应用中可能因原核生物 mRNA 的特点而有所调整)。

1035. **全基因组亚硫酸氢盐测序(Whole Genome Bisulfite Sequencing,WGBS)**:是指结合亚硫酸氢盐(Bisulfite)处理方法和 Illumina 高通量测序平台,对有参考基因组信息的物种进行全基因组范围内的甲基化水平测序的技术。该技术是 DNA 甲基化研究的黄金标准,它采用亚硫酸氢盐处理将未甲基化的胞嘧啶(C)转化为胸腺嘧啶(T),而在后续的 PCR 扩增过程中,尿嘧啶被转化为胸腺嘧啶,甲基化的胞嘧啶则保持不变。该技术具有单碱基分辨率且覆盖范围广,可精确评估单个胞嘧啶的甲基化水平。该技术能够构建精细的甲基化图谱,这些图谱不仅为表观遗传学研究提供了关于基因表达调控、疾病发生机制等的深入见解，还为后续研究提供了数据库支持，是大规模开展不同样品间甲基化差异分析的重要参考图谱。在医学研究方面，全基因组甲基化测序有助于阐明复杂疾病的部分发生、发展机制；在干细胞研究中，可揭示传代、分化、重编程过程中的甲基化调控机制；同时，还能探究环境因素（如激素、饮食、压力、损伤等）对甲基化修饰的影响，进而理解这些影响如何导致疾病或表型的改变。在农业研究中，该技术可用于绘制物种的甲基化图谱，研究特定区域甲基化与物种特定表型的相关性，以及营养、环境、自然选择压力对物种甲基化修饰的影响，为动植物分子育种研究提供重要基础。

1036. **甲基化 DNA 免疫共沉淀测序（Methylated DNA Immunoprecipitation Sequencing，MeDIP－Seq）**：是指一种基于免疫富集原理，用于研究全基因组 DNA 甲基化模式的技术。该技术利用特异性抗体与甲基化 DNA 的强结合能力，通过免疫沉淀过程有效地富集甲基化的 DNA 片段，随后对富集得到的 DNA 片段进行高通量测序，以获取全基因组的甲基化分布并快速识别出潜在的甲基化富集区域。这种方法以其相对较低的成本和适中的分辨率但适用于大规模筛查的特性，允许研究者在不同细胞、组织，甚至疾病样本间比较 DNA 甲基化修饰模式的差异，特别适用于需要处理大样本量的肿瘤学、表观遗传变异及作物分子育种等研究领域。

1037. **表观遗传学（Epigenetics）**：是指在基因组 DNA 序列没有改变的情况下，基因的表达调控和性状发生了可遗传的变化。表观遗传的现象很多，已知的有 DNA 甲基化（DNA Methylation）、基因组印记（Genomic Imprinting）、母体效应（Maternal Effects）、基因沉默（Gene Silencing）、休眠转座子激活和 RNA 编辑（RNA Editing）等。这些现象通过影响染色体结构、DNA 甲基化模式、组蛋白修饰或 RNA 加工等方式，在不改变 DNA 序列的前提下，调控基因的表达，进而影响生物体的性状，并能在细胞分裂和世代间稳定传递。

1038. **染色质免疫共沉淀测序（Chromatin Immunoprecipitation Sequencing，ChIP－Seq）**：通过染色质免疫共沉淀技术特异性地富集目的蛋白（如转录因子、组蛋白修饰酶等）结合的 DNA 片段。随后，对富集得到的 DNA 片段进行纯化、文库构建，并进行高通量测序。ChIP－Seq 技术能够在全基因组范围内揭示与目的蛋白相互作用的 DNA 片段，为理解基因表达调控、染色质结构以及疾病发生机制提供重要信息。

1039. **基因(Gene)**：是指包含编码一条或多条多肽链（或蛋白质）所必需的全部核苷酸序列的 DNA 片段,同时也包括编码 tRNA、rRNA 等功能 RNA 所必需的全部核苷酸序列。这些序列构成遗传信息的基本单位,它们通过 DNA 的复制传递给子代,在生物体内经过转录和翻译等过程表达产生相应的蛋白质或 RNA 分子。

1040. **基因组(Genome)**：是指一个生物体细胞中所包含的所有遗传信息的总和,这些遗传信息通常分布在细胞的一套染色体上,又称为该生物体的遗传蓝图。

1041. **基因组学(Genomics)**：是指研究生物体全基因组结构、功能、进化及其相互作用的科学,包括遗传图谱、物理图谱、转录图谱的构建,DNA 和 RNA 序列的测定与分析,基因的定位、鉴定与功能解析,以及通过比较不同物种的基因组来揭示生物进化规律和遗传多样性。它涵盖了结构基因组学(Structural Genomics)、功能基因组学(Functional Genomics)、比较基因组学(Comparative Genomics)等多个分支。

1042. **蛋白质组学(Proteomics)**：是指研究生物体细胞中全部蛋白质的表达、结构、功能及相互作用的学科。研究内容包括鉴定蛋白质的表达、存在方式（修饰形式）、结构、功能和相互作用等。

1043. **限制性位点相关 DNA 测序(Restriction Site Associated DNA Sequencing, RAD-Seq)**：是一种利用限制性核酸内切酶对 DNA 进行切割,并对酶切位点附近的 DNA 序列进行测序的方法。RAD-Seq 方法通常涉及对基因组 DNA 进行单酶切处理,随后直接对产生的酶切片段进行高通量测序分析。

1044. **测序进行基因分型(Genotyping-By-Sequencing, GBS)**：是指通过测序技术对基因组 DNA 进行基因分型的方法。与 RAD-Seq 方法不同,GBS 通常不涉及对基因组 DNA 的单酶切后超声波随机打断,而是直接或通过 PCR 扩增等方式选择特定大小的 DNA 片段进行测序。

1045. **集群分离分析法(Bulked Segregation Analysis, BSA)**：又称为混合分组分析法,通常是指从作图群体中挑选极端个体,然后混合样本构成 DNA 池。通过比较两个具有不同表型的 DNA 池中的基因型频率差异,实现基因定位。

七 生物医药与数据应用

（一）生物医药概述

1046. 国家战略规划（National Strategic Planning）：国家"十四五"规划在生物医药领域明确提出了发展目标和要求，旨在通过加强生物医药全产业链能力建设、深入研发与广泛应用等措施，推动生物医药产业的高质量发展。同时，国家将出台一系列政策措施，为生物医药产业的创新发展提供有力保障。

1047. 生物技术产业（Biotechnology Industry）：是一个高度综合且快速发展的领域，它深深植根于生命科学，并通过巧妙地利用生物体（包括生物组织、细胞及其组成部分）的独特特性和功能来实现一系列创新目标。这一产业不仅涉及基础科学的研究，还广泛融合工程原理，旨在设计并构建出具有特定预期性能的新物质、新品系及生物技术产品，进而广泛应用于医疗、农业、环境等多个领域，服务于社会经济的可持续发展。

1048. 生物药物（Biological Drugs）：是指运用生物学、医学和生物技术等的研究成果，综合利用物理学、化学、生物化学、生物技术和药学等学科的原理和方法，从生物材料（包括生物组织、细胞、体液或其代谢产物）中提取，或通过生物技术手段（如基因工程、细胞培养等）生产的，用于预防、治疗和诊断的制品。

1049. 生物医药的应用领域（Application Areas of Biomedicine）：涵盖了预防、疾病诊断、药物研发与制造以及生物治疗等多个方面。其目标在于通过开发新药和改良现有药物，对人类健康产生积极影响，提升生活质量，并加强对疑难病症的研究，以有效控制重大疾病。

1050. **医药产业两大支柱**（Two Pillars of Pharmaceutical Industry）：是制药产业和生物医学工程产业。

1051. **生物医药产业**（Biomedical Industry）：是一个融合了生物技术和医药产业的综合性产业。各国、各组织对生物技术产业的定义和圈定的范围很不统一，甚至不同专家学者的观点也往往大相径庭。

1052. **生物医学工程**（Biomedical Engineering）：是综合应用生命科学与工程科学的原理和方法，在分子、细胞、组织、器官和系统等多层次上认识和理解人体的结构与功能，研究用于防病、治病、人体功能辅助及卫生保健的人工材料、制品、装置和系统技术的总称。

（二）生物医药数据特点与分类

1053. **生物医药产业特点**（Characteristics of Biomedical Industry）：通常被概括为"四高一长"，即高技术、高投入、高风险、高收益、长周期。

1054. **高技术**（High-Technology）：特征包括高知识密集度、先进科研设备应用以及高新技术手段的运用。生物医药作为知识密集、技术含量高且多学科交叉的新兴产业，其新药研发、技术创新等核心环节充分展现了高技术的特点。（来自"生物医药产业特点"词条）

1055. **高投入**（High Investment）：是生物医药产业的一个显著特征，主要体现在新产品研发过程中的巨额资金投入上。这些资金既涵盖了科研团队的组建与运营、实验室设备的购置与维护，也包括了临床试验等关键环节的高额费用。此外，为符合 GMP 等质量管理规范和国际标准，医药厂房的建设投入、高端生产设备的购置及认证费用等也是一笔不菲的一次性支出，一条符合 GMP 认证标准的完整生产线的建设成本往往高达数千万元乃至上亿元。（来自"生物医药产业特点"词条）

1056. **高风险**（High-Risk）：也是生物医药产业的一个显著特点，主要源自产品研发的复杂性与不确定性以及激烈的市场竞争。生物医药产品的研发周期长，需经历科研、中试、临床等多个阶段，每个阶段都需获得监管批准才能继续推进，任一环节的失败都可能导致整个项目的失败，进而造成巨大的经济损失。同时，新药上市后面临的市场竞争同样激烈，能否成功获得市场认可并占据一席之

地,是生物医药企业必须面对并克服的重大风险。（来自"生物医药产业特点"词条）

1057. **高收益（High Yield）**：是指生物医药产业具有潜在的高投资回报率。成功开发并上市的产品通常可在较短时间内（如2~3年内）收回投资,特别是那些拥有专利保护的产品。一旦开发成功,企业便有可能形成技术垄断优势,从而获得更高的利润回报。这一高收益特性使得生物医药产业成为投资者和研发机构关注的热点。（来自"生物医药产业特点"词条）

1058. **长周期（Long Period）**：是指生物药品从最初的研制到最终转化为产品的整个生命周期,这一过程涵盖了实验室研究、中试生产、临床试验（包括Ⅰ期、Ⅱ期、Ⅲ期）、规模化生产以及严格的药品注册和审批等多个环节。完成一个新药的整个研发周期通常需要8~10年,甚至更长的时间。（来自"生物医药产业特点"词条）

1059. **生物医药分类依据（Classification Basis of Biomedical Industry）**：生物医药行业主要依据药物的结构、来源、生理功能及用途进行分类。

1060. **药物按结构分类（Classification of Drugs by Structure）**：主要包括氨基酸及其衍生物类药物、多肽和蛋白质类药物、酶和辅酶类药物、核酸类药物、糖类药物、脂类药物,还包括具有特定生物活性的物质,如细胞因子和生长因子等。

1061. **氨基酸及其衍生物类药物（Amino Acids and their Derivatives）**：包括天然氨基酸、氨基酸混合物（如必需氨基酸混合物,用于特定营养支持）及其衍生物。例如,某些氨基酸补充剂有助于支持肝脏健康,谷氨酰胺等衍生物在医疗中用于特定神经系统疾病的辅助治疗。

1062. **多肽和蛋白质类药物（Peptides and Protein Drugs）**：在化学本质上都属于生物分子,但多肽的分子量相对较小,由多个氨基酸通过肽键连接而成,具有特定的生物活性;而蛋白质则是由更多氨基酸组成,结构更复杂,功能也更广泛。多肽类药物如催产素在分娩过程中起着关键的促进作用;蛋白质类药物则包括人血清白蛋白用于维持血浆胶体渗透压和治疗相关疾病,免疫球蛋白用于免疫缺陷病的治疗和自身免疫性疾病的调节,以及胰岛素等用于调节血糖水平等。

1063. **酶和辅酶类药物（Enzymes and Coenzyme-based Drugs）**：是指从生物体中提取或利用生物技术合成的具有特定催化作用的蛋白质类药物。这类药物按功能可分为多种,如消化酶类（胃蛋白酶、胰酶等）用于促进消化;溶栓酶类（如链激酶、尿激酶)用于溶解血栓;血管活性酶类(如激肽释放酶)用于扩张血管、降低血压等。辅酶与酶结合后能增强酶的催化活性,在某些药物中起到促进能量代谢、营养心肌、改善代谢等作用。

1064. 核酸类药物(Nucleic Acid-based Drugs):包括核酸的降解物、相关衍生物以及特定序列的核酸片段,它们在医药领域有广泛应用。例如,某些核酸衍生物在医药领域有特定应用;特定序列的核酸片段(如 siRNA)在研究中显示出对多种疾病的潜在治疗作用,包括慢性肝炎、肝硬化和肝癌等,但目前主要处于研究阶段;而多聚核苷酸如聚肌胞苷酸等则是干扰素的诱导剂,用于增强机体抗病毒能力。

1065. 糖类药物(Carbohydrate-based Drugs):在医药领域有着广泛的应用,但通常不是指简单的糖类分子本身,而是指具有特定药理作用的糖类化合物或衍生物。这些药物主要用于抗凝血(如肝素类药物)、降血脂(如红曲米提取物中的洛伐他汀)、抗病毒(如某些多糖类抗病毒药物)、抗肿瘤(如某些糖苷类抗肿瘤药物)以及增强免疫功能和抗衰老(如某些多糖类免疫调节剂)等方面。

1066. 脂类药物(Lipid-based Drugs):包括含有磷脂成分的药物,如含有脑磷脂、卵磷脂等的药物制剂,这些制剂可用于辅助治疗肝病、冠心病和神经衰弱症。特定类型的脂类药物,如不饱和脂肪酸,具有降血脂、降血压及抗脂肪肝等保健或治疗作用。

1067. 细胞生长因子(Cellular Factors):是一类能够调节细胞生长、分裂、分化和功能活动的蛋白质或多肽类物质,例如干扰素(具有抗病毒、抗肿瘤等作用)、白细胞介素(参与免疫调节)、肿瘤坏死因子(具有抗肿瘤、促进炎症反应等作用)等细胞生长因子。

1068. 生物制品(Biological Products):是指利用微生物、原虫、动物或人体材料,通过发酵、培养、直接提取或利用现代生物技术(如基因工程、细胞培养等)以及化学方法(如纯化、修饰等)制备而成的,用于预防、治疗、诊断特定传染病或其他疾病的制剂。

1069. 药物按原料来源分类(Classification of Drugs by Source of Raw Materials):是药物分类的一个重要维度,原料来源的不同直接影响药物的制备工艺、药效特性及安全性。原料来源主要包括人体来源、动物组织来源、植物组织来源、微生物来源及海洋生物来源。

1070. **人体来源的药物（Drugs Derived from Human Sources）**：此类药物通常被认为具有较高的生物相容性和潜在的疗效优势,然而并非绝对无副作用,且其来源极为有限,限制了其广泛应用。这类药物包括人血液制品类（如白蛋白、免疫球蛋白）以及基于人尿提取的某些药物（如尿激酶）等。

1071. **动物组织来源的药物（Drugs Derived from Animal Tissues）**：具有来源丰富、部分种类可批量生产的优势,但由于种属差异,其药理毒理特性与人类的生理反应可能存在差异,因此需要进行严格的药理毒理实验以确保安全。这类药物包括从动物脏器、腺体、分泌物等提取的多种成分,如胰岛素（来自猪或牛胰腺）、肝素（主要来自猪或牛的肝脏）等。

1072. **植物组织来源的药物（Drugs Derived from Plant Tissues）**：主要包括从植物组织中提取的药物成分或制剂。

1073. **微生物来源的药物（Drugs Derived from Microorganisms）**：主要包括由微生物发酵或代谢产生的药物成分或产品,如抗生素、氨基酸、维生素、酶等。

1074. **海洋生物来源的药物（Drugs Derived from Marine Biological Sources）**：主要来源于海洋中的动植物、微生物及其提取物或成分。

1075. **药物按生理功能和用途分类（Classification of Drugs by Physiological Function and Use）**：主要包括治疗药物、预防药物、诊断药物、具有特殊或独特生理功能的药物及其他。

1076. **治疗药物（Therapeutic Drugs）**：是指用于缓解、消除或控制疾病症状,促进患者康复的药物。它们广泛应用于各种疾病的治疗,如肿瘤、艾滋病、心脑血管疾病等。

1077. **预防药物（Preventive Drugs）**：是预防各种疾病（包括传染病和非传染性疾病）的重要手段,主要包括疫苗、菌苗、类毒素等生物制剂的使用。

1078. **诊断药物（Diagnostic Drugs）**：在疾病诊断、病情监测和疗效评估中起着重要作用,具有诊断速度快、灵敏度高、特异性强等特点,主要包括免疫诊断试剂、酶诊断试剂、放射性诊断试剂以及基因诊断试剂等。

1079. **其他健康相关产品（Other Healthcare-Related Products）**：包括生物制品（如生化试剂）、保健品、化妆品、保健食品（或功能性食品）以及医用耗材和医疗设备。这些产品与医疗或健康领域相关,但并不直接属于药物范畴。

参 考 文 献

［1］上海数据交易所,大数据流通与交易技术国家工程实验室.数据资产入表100问［M］.北京：经济管理出版社,2024.

［2］上海市第十五届人民代表大会常务委员会.上海市数据条例［EB/OL］.https：//law.sfj.sh.gov.cn/#/detail?id＝61ada3d6e4b09116e310800c.

［3］中国共产党中央委员会,中华人民共和国国务院.关于构建数据基础制度更好发挥数据要素作用的意见［EB/OL］. https：//www. gov. cn/zhengce/2022-12/19/content_5732695.htm.

［4］中华人民共和国财政部.企业数据资源相关会计处理暂行规定［EB/OL］.https：//www.gov.cn/gongbao/2023/issue_10746/202310/content_6907744.html.

［5］第十三届全国人民代表大会常务委员会.中华人民共和国生物安全法［EB/OL］.https：//www.gov.cn/xinwen/2020-10/18/content_5552108.htm.

［6］国家卫生和计划生育委员会.涉及人的生物医学研究伦理审查办法［EB/OL］.https：//www. nhc. gov. cn/wjw/c100022/202201/985ed1b0b9374dbbaf8f324139fe1efd.shtml.

［7］国家卫生和计划生育委员会.医疗卫生机构科研用人类生物样本管理暂行办法［EB/OL］. https：//www. nhc. gov. cn/qjjys/s7945/202201/051500e6a48a4781ab94ca04cc19742f.shtml.

［8］李霞,雷健波.生物信息学(第2版)［M］.2版.北京：人民卫生出版社,2015.

［9］王雪松,程玉虎,张林.生物信息学中的机器学习分析方法［M］.北京：科学出版社,2014.

［10］全国生物样本标准化技术委员会.GB/T 39766－2021 人类生物样本库管理规范 ［S］.北京：中国标准出版社,2021.

［11］全国生物样本标准化技术委员会.GB/T 39768－2021 人类生物样本分类与编码 ［S］.北京：中国标准出版社,2021.

［12］全国生物样本标准化技术委员会.GB/T 39767－2021 人类生物样本管理规范 ［S］.北京：中国标准出版社,2021.

［13］全国生物样本标准化技术委员会.GB/T 37864－2019 生物样本库质量和能力通 用要求［S］.北京：中国标准出版社,2019.

［14］中华人民共和国国务院.中华人民共和国人类遗传资源管理条例［EB/OL］. https：//flk. npc. gov. cn/detail2. html? ZmY4MDgwODE2ZjNjYmIzYzAxNmY0MT Q3MmYxOTFmZDY.

［15］中华人民共和国科学技术部.人类遗传资源管理条例实施细则［EB/OL］. https：//www.gov.cn/zhengce/202306/content_6887562.htm.

［16］马建辉,闻德亮.医学导论(第 5 版)［M］.5 版.北京：人民卫生出版社,2018.

［17］陈孝平,汪建平,赵继宗.外科学(第 9 版)［M］.9 版.北京：人民卫生出版社, 2018.

［18］葛均波,徐永健,王辰.内科学(第 9 版)［M］.9 版.北京：人民卫生出版社,2018.

［19］赫捷.肿瘤学概论(第 2 版)［M］.2 版.北京：人民卫生出版社,2018.

［20］朱启星.卫生学［M］.北京：人民卫生出版社,2018.

［21］万学红,卢雪峰.诊断学(第 9 版)［M］.9 版.北京：人民卫生出版社,2018.

［22］步宏,李一雷.病理学(第 9 版)［M］.9 版.北京：人民卫生出版社,2018.

［23］Hinton G E, Osindero S, Teh Y W. A fast learning algorithm for deep belief nets ［J］. Neural Comput, 2006, 18(7)：1527－1554.

［24］Bengio Y, LeCun Y. Scaling learning algorithms toward AI［M］//Bottou L, Chapelle O, DeCoste D, et al. Large-Scale Kernel Machines. Cambridge：MIT Press, 2007.

［25］Mitchell T. Machine learning［M］. New York：McGraw Hill, 1997.

［26］Zhao W X, Zhou K, Li J Y, et al. A survey of large language models［EB/OL］. https：//arxiv.org/pdf/2303.18223.

词 条 索 引

H

外 文 及 数 字